你的抑郁，90%可以靠食物改善

[日]藤川德美◎著

米淳华◎译

北京科学技术出版社

著作权合同登记号 图字：01-2019-7391

图书在版编目（CIP）数据

　你的抑郁，90% 可以靠食物改善 /（日）藤川德美著；
米淳华译 . —北京：北京科学技术出版社，2020.7（2025.4重印）
　ISBN 978-7-5714-0583-0

　Ⅰ . ①你… Ⅱ . ①藤… ②米… Ⅲ . ①抑郁症－食物
疗法 Ⅳ . ① R459.3

　中国版本图书馆 CIP 数据核字 (2019) 第 271967 号

策划编辑：韩　芳
责任编辑：白　林
图文制作：北京瀚威文化传播有限公司
责任印制：张　良
出 版 人：曾庆宇
出版发行：北京科学技术出版社
社　　址：北京西直门南大街 16 号
邮政编码：100035
电　　话：0086-10-66135495（总编室）
　　　　　0086-10-66113227（发行部）
网　　址：www.bkydw.cn
印　　刷：河北鑫兆源印刷有限公司
开　　本：720mm×1000mm　1/16
印　　张：9.5
字　　数：60 千字
版　　次：2020 年 7 月第 1 版
印　　次：2025 年 4 月第 11 次印刷
ISBN　978-7-5714-0583-0

定价：49.00 元

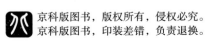

前言

PREFACE

我是一名精神科医生，也是一家诊所的所长。

在面对那些心理亚健康的患者时，我深切地感受到医疗的一个误区：一直以来，医疗都轻视了营养的摄取。疲惫、倦怠、昏昏沉沉、痛苦不堪等亚健康状态，很多时候是由于营养摄取不足导致的。

"难道不是吃得太多导致的吗？"

"我平时吃得很饱啊，怎么还会有这种问题？"

可能有些人会这样想。

但是，吃得多并不代表获得了充分的营养。就算你认为自己的饭量正常，如果未能摄取足够的必需营养素，照样会引发营养失调。

进食量不足导致的营养失调叫"量性营养失调"，这一症状常见于饭量较小的女性和老年人；而进食量充足却还是营养失调的叫"质性营养失调"。有不少心理亚健康的人就是受到这种质性营养失调的困扰。

质性营养失调的人的饮食特点为糖过量＋蛋白质不足＋脂肪酸不足＋维生素不足＋矿物质不足。可以说，很多平时自以为膳食均衡的人其实都处于质性营养失调的状态。

针对心理亚健康这一问题，大部分精神科医生会从现代社会的压力方面找原因，并注重传授患者调节心理的方法，像我这样从营养的角度强调蛋白质和铁的重要性，并从控制糖摄入方面着手治疗的医生还比较少见。

也许有的读者不知道精神科采取的是什么样的治疗方法，下面我来给大家进行简单介绍。

精神科的治疗一般先由精神科医生诊断症状，然后对症下药，并在此基础上配合认知行为疗法等心理疗法。治疗分门诊治疗和住院治疗两种，私人诊所提供的治疗是前者，主要为门诊患者提供治疗、建议和帮助。有的诊所还实施日间护理等特别项目。

我的诊所在开设初期也采取了上述治疗模式，但大多数患者在接受这种治疗后，病情却没有改善。

通常病好了叫作"治愈"，即停止用药之后症状不再反复。但抑郁症等精神疾病一般认为难以被治愈，所以医生会把"缓解"作为治疗的阶段性目标。为了使患者的症状得到缓解，治疗时大多会使用药物。即使在病情缓解后，也还是要患者坚持用药才能控制病情。

我对这种治疗方法持怀疑态度。我认为治疗不应该停留在缓解的阶段，而应该致力于治愈病症。而且患者在不断尝试药物治疗的过程中可能会频繁更换医院，除了形成药物依赖，还会对换医院这件事产生依赖性，导致病情得不到稳定的控制。

为了治愈抑郁症，我在治疗方法中加入了营养疗法。营养疗法不是补充因素，而是首要基础。因为如果不重视营养的摄取，不打牢这个健康生活的基础的话，药物及其他疗法都不会有持久的效果。

我之前写过一本书，叫《缺铁的危害——吃对铁远离忧郁症、恐慌症，精神科医学博士的临床实证及饮食疗法》[①]，里面总结了营养疗法的理论与实践。这本书的

---

① 日文书名『うつ・パニックは「鉄」不足が原因だった』。

读者对我说，他们从中学到很多营养知识，视野比以前开阔了，有的患者还因此专门到我的诊所来就诊。我的诊所在广岛，他们甚至从鸟取、冈山等其他县赶来就诊。

我的诊所提供的营养治疗以"大剂量维生素疗法"为中心，这种疗法基于分子营养学，使用蛋白粉及维生素等营养补充剂。在治疗时，我指导患者摄取最为必要的维生素和矿物质，并根据患者各自的症状配合其他营养补充剂（具体案例可参照我的《分子营养学治疗案例集》[①]）。

有的朋友通过社交软件找到我，告诉我他们的症状"也许没有严重到去医院看病的地步，但总觉得身体不适"。在读过我的书或看过我在 Facebook 上分享的内容后，他们服用了一些营养补充剂，并重新调整了自己的饮食。一段时间后他们发现自己的"症状减轻了很多"，也有人觉得"变得更有活力了"。当然，如果出现疲惫、倦怠、昏昏沉沉、痛苦不堪等较为严重的症状时，有可能是已经患上了某种疾病，需要及时就医。

我的营养疗法的基石是蛋白粉和维生素等营养补充剂。但并不是说有了营养补充剂就万事大吉了，调节日

① 日文书名『分子栄養学による治療、症例集』。

常的饮食也是很重要的。想要拥有一个丰富多彩的人生，就得平衡好享受饮食和保证健康的关系。对于那些感受到身体不适的潜在患者，我给大家一个建议：先重新调整饮食结构，再服用合适的营养补充剂，这才是王道。

经常有人问我："具体要吃什么呢？"我为了保证蛋白质摄入量、控制糖摄入量，尝试过各种食物。有的患者不喜欢吃肉，有的做不到戒糖，还有的不喜欢营养补充剂，我一边听他们诉说自己的烦恼和生活方式，一边相应地给出建议。

关于抑郁症，日本厚生劳动省官方网站主页上写着："调查结果显示，在日本，每100人中就有3~7个人经历过抑郁症。"厚生劳动省还在其三年一度的患者调查中指出：近年，包括抑郁症在内的心理障碍患者数量迅速增多。由此调查不难想到，一定也存在着相当数量的抑郁症潜在患者。

也许有的人因为一点小事心情就变差，有的人做什么都拿不出干劲，有的人焦躁不安、容易对身边人发火，也有的人早上醒来非常难受，还有的人因为压力大而暴饮暴食。也许有很多人感受到这种不是病但疲惫、倦怠、昏昏沉沉、痛苦不堪的感觉，为情绪低落而感到烦恼。

为了帮助这些抑郁症潜在患者，避免症状进一步加重引发抑郁症，本书会以饮食与营养补充剂双管齐下的方针来提出建议，帮助大家让自己心情更加舒畅。另外，在到我们诊所就诊的患者中，越来越多的人表示自己"心情更明快了""行动更敏捷了"，我也会在本书中介绍这些临床实例。

饮食方法和营养摄取方法对心理健康的影响远远超出你的想象。祛除抑郁如同祛暑，可以帮助我们远离心烦气躁，让我们充满活力。

免责声明

目录
CONTENTS

第1章
用食物驱散抑郁情绪

第2章
增加摄入的食物

第3章
控制摄入的食物

第4章
用 ATP 激增组合提升效果

第5章
营养疗法改善病例集

第 **1** 章

用食物驱散抑郁情绪

第 1 章将以"增加摄入"为题，介绍摄入哪些食物可以消除疲惫、倦怠、昏昏沉沉、痛苦不堪的感觉，以及这些食物推荐的每日摄入量。

　　我在指导患者进行营养疗法时，最重要的主张是摄取足够多的蛋白质和铁，也就是多吃肉，因为肉类中就包含丰富的蛋白质和铁。经常有人不以为然地表示"我平时就在吃肉啊"，但当我询问他们具体的摄入量时，就发现许多人的摄入量并不足够。特别是饭量较小的女性，她们也许认为自己保持着吃肉的习惯就行了，但其蛋白质摄入量远远不及人体所需的水平。

　　在本章中，我还会为大家介绍一些通过饮食方式来增加摄入量的窍门。

1 / 所有人都有必要补充的营养

❀ 生命活动的"头号物质"

需要"增加摄入"的食物中首要的是富含蛋白质的食物。蛋白质的英文"protein"源自希腊语，意思是"首要"，这就是说蛋白质是生命活动中的头号物质，因此首先要提高的就是蛋白质摄入量。

众所周知，我们的肌肉、骨骼、皮肤、脏器、头发等都是由蛋白质构成的。不仅如此，血液、代谢酶、消化酶、激素等也以蛋白质为原料。此外，蛋白质在我们的身体中还扮演着很多角色，如输送营养成分、催化体内化学反应、维持生物内环境稳定，以及构成骨骼等。

而大家可能不知道，维持生命基本功能所必需的蛋白质也直接影响着人的心理健康。这是因为，蛋白质是构成神经递质的主要原料。而神经递质的多少，直接影响着人的心理状态。

神经递质是大脑内负责在细胞间传递信息的物质。神经递质包含许多种类，其中有的是由蛋白质与其他物质一起合成的，如血清素（可以使人镇静）、多巴胺（可以使人感到快乐）等；还有的本身即是蛋白质，如谷氨酸、γ–氨基丁酸、甘氨酸等。如果蛋白质供给不足，大部分的神经递质将无法正常发挥作用。

因此，无论是成人还是儿童，都应该时常为身体补充蛋白质。有人认为，"儿童成长的确需要大量蛋白质，但成年人的骨骼和肌肉已经发育成熟，摄入量低一些也没关系。"这是一种错误的想法。

构成人体的肌肉和骨骼中的蛋白质总是不断分解并被新的蛋白质取代。如果切断原料供给，肌肉和骨骼中所含的蛋白质就只是被不断分解，在体内发挥着各种作用的蛋白质就会变得不足。

✿ 蛋白质每天重复着分解、合成过程

身体中的细胞每天进行着新旧交替，蛋白质也在分解和合成中循环往复。肝脏中的蛋白质约 2 周就会更新一半（称为半衰期），红细胞中的为 120 天，肌肉中的为 180 天。在这一更新过程中，体内蛋白质数量的减少是不可避免的。

成年人每天体内分解蛋白质 200~300g，因此每天需要摄入包含 50~70g 蛋白质的食物（这一点在后面会做详细说明）。根据症状及目的不同，有的情况需要摄入更多蛋白质。也有人说，"我想摄入蛋白质，但吃不了那么多肉"。其实吃不了肉也是缺乏蛋白质导致的后果。

首先，胃肠等消化器官本身就是由蛋白质构成的。如果原材料不足，那么胃肠将无法正常工作。其次，蛋白质不足会导致消化酶不足，于是消化吸收能力会整体下降。吃下去的肉消化不了，肠胃便得不到足够的蛋白质来恢复功能，因此就更吃不下肉，进一步加重了蛋白

质不足的状况，形成恶性循环。

因此，一开始可以少量增加蛋白质摄入量，坚持下去，胃肠功能就会更加完备，人也就能吃更多的肉了。

❀ 蛋白质的"木桶效应"

蛋白质由 20 种氨基酸组成，有些氨基酸无法在体内合成，必须要从食物中摄取，这些氨基酸被称为必需氨基酸。对成年人来讲，必需氨基酸有 9 种：异亮氨酸、亮氨酸、色氨酸、赖氨酸、甲硫氨酸、苯丙氨酸、组氨酸、苏氨酸、缬氨酸。儿童的必需氨基酸共 10 种，在此 9 种之外还包括精氨酸。

如果 9 种必需氨基酸中有 1 种氨基酸的储备不足，最终合成蛋白质的数量将会由这种储备最少的氨基酸决定。那些相对摄入量过多的氨基酸就没了用武之地。

这就像众所周知的木桶效应——如果把每种必需氨基酸都看作一块木板，那么木桶的情况就可以用图 1–1 表示。当所有氨基酸的摄入量（木板长度）都满足所需时，木桶就能盛下足够数量的蛋白质（水）。相反，哪怕只有一种氨基酸摄入不充分，这个木桶就有了短板，盛不了足够数量的蛋白质（水）。

也就是说，只有在 9 种必需氨基酸的摄入量都均衡合理的情况下，人体才能合成足够数量的蛋白质。

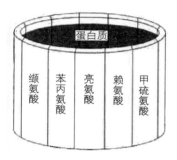
能合成足够数量的蛋白质

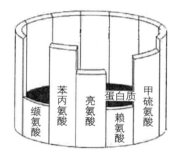
不能合成足够数量的蛋白质

图 1-1　　氨基酸的木桶理论

正因为蛋白质是最为必需的营养素，所以我们要探索怎样才能更高效地摄入蛋白质。如果仅以吃饱为目的，可能会由于吃了过多没有营养的食物，而吃不下那些富含蛋白质的食物，从而造成质性营养失调。

明白了木桶效应之后，你就会明白为什么要积极、均衡地摄取各种氨基酸了。这样一来，选择富含蛋白质的食物，并根据食物所含氨基酸的种类来搭配饮食就变得十分重要。

● 比较食物蛋白质的化学评分

蛋白质可分为动物性蛋白质和植物性蛋白质两种。虽然有些学者推荐人们均衡摄取这两种蛋白质，但我更提倡多摄取动物性蛋白质。这不是说大豆等植物性蛋白质不好，而是从蛋白质的含量和品质来看，摄入植物性蛋白质不如摄入动物性蛋白质的效率高。

为了高效摄取蛋白质，我们首先要做的就是了解某种食物中的蛋白质含量，衡量指标是"化学评分（CS）"。还有一项叫作"氨基酸评分（AAS）"的指标，这二者容易混淆。

化学评分是以蛋类和牛奶中相应必需氨基酸含量为基准得出的、评价所有食物中蛋白质营养价值的一项指标，由联合国粮食及农业组织（FAO）在 1957 年提出。后来，FAO 发现在化学评分的标准下想要满足营养吸收的目标值十分困难，于是降低标准，将该指标改为氨基酸评分。一般来讲，氨基酸评分更广为人知，很多专家也认为应该采用这个修订后的新指标。

但如果我们把化学评分和氨基酸评分进行比较（表1-1）就会发现，相对于化学评分，很多食物的氨基酸评分更高：肉类的氨基酸评分都是 100 分，大豆的得分也很高。这给人以氨基酸评分标准过于宽松的印象。

我采取的营养疗法基于大剂量维生素疗法和三石理论，三石理论的提倡者是一位我十分尊敬的医生——已故的三石严医生，他认为应当重视化学评分。我也赞同他的观点。因此，本书推荐将化学评分作为衡量蛋白质营养价值的标准。

从各种食物的化学评分可以看出，富含动物性蛋白质的食物比植物性蛋白质的食物评分更高。比如鸡蛋的化学评分为 100，肉类虽然没拿到 100 分，但总体得分都处于较高水平。

而植物性蛋白质的食物得分则相对较低。因此，要吃掉特别多的植物性食物才能满足蛋白质必需量。拿豆腐来说，一天三顿饭，每顿吃 2 块豆腐才能满足每天的蛋白质必需量。一般人就算再能吃，也吃不了这么多吧。

表 1-1　常见食物的化学评分和氨基酸评分比较表

食物	化学评分	氨基酸评分
鸡蛋	100	100
蚬贝	100	100
鸡肝	96	100
猪肝	94	100
沙丁鱼	91	100
猪肉	90	100
羊肉	90	100
剑鱼	89	100
鲹	89	100
牛肝	88	100
墨鱼	86	71
鸡肉	85	100
芝士	83	92
牛肉	79	100
精白米	78	65
牛奶	74	100
虾	73	71
蟹	72	81
章鱼	72	71
大马哈鱼	66	100
面粉	56	41
大豆	56	86

那么一个人要吃多少食物才能摄取 10g 蛋白质呢？这里我给出一张表作为参考，表内数据参考日本厚生劳动省规定的蛋白质饮食摄入标准（表 1-2），并根据食物的化学评分换算得出。

表 1-2　摄取 10g 蛋白质各种食物所需摄入量

食物	摄入量	食物	摄入量	食物	摄入量
牛肉	65g	鲹	56g	玉米片	690g
猪肉	83g	剑鱼	48g	米饭	650g
鸡肉	55g	虾	86g	面包	280g
羊肉	68g	鳕鱼子	60g	乌冬面	690g
芝士	50g	鸡蛋	79g（1.5 个）	荞麦面	360g
沙丁鱼	63g	味噌	160g	燕麦片	100g
大马哈鱼	58g	豆腐	330g	土豆	1097g
秋刀鱼	52g	牛奶	470g		

依据日本厚生劳动省制定的标准（表 1-3），为保持健康，体重 50kg 的人每天所需蛋白质为 50g。如果有特殊需要，如正在增肌、美肤、抗衰老或者治疗特定疾病的人，那么每天至少要摄入 100g 蛋白质。

表1-3 蛋白质饮食摄入标准

（单位：g/d）

年龄	男性		女性	
	推测平均必要量	推荐量	推测平均必要量	推荐量
1~2 岁	15	20	15	20
3~5 岁	20	25	20	25
6~7 岁	25	35	25	30
8~9 岁	35	40	30	40
10~11 岁	40	50	40	50
12~14 岁	50	60	45	55
15~17 岁	50	65	45	55
18~29 岁	50	60	40	50
30~49 岁	50	60	40	50
50~69 岁	50	60	40	50
70 岁及以上	50	60	40	50
孕妇（附加量） 初期 中期 后期			+0 +5 +20	+0 +10 +25
哺乳期（附加量）			+15	+20

注：根据日本厚生劳动省《日本人饮食摄入标准》（2015年版）制作。

2 / 女性尤其容易缺乏的一种元素

❋ 女性的抑郁和惊恐源自铁摄入不足

在我的治疗方案里有两大支柱，一个是蛋白质，另一个就是铁。我在之前写的书中也介绍过，女性的抑郁症及惊恐症等很多时候都是由体内铁不足导致的。在我的诊所，有很多人通过补充蛋白质和铁治愈了抑郁症和惊恐症。在本书第 5 章，我将介绍具体病例。

在体检时，医生会根据血红蛋白值判断患者是否贫血，但要想知道贫血是否是由缺铁造成的，就要测量患者的铁蛋白值。

铁蛋白是一种铁和蛋白质的复合物，存在于体内各组织及细胞中。铁蛋白值表示的是人体储铁量，如果说血红蛋白值相当于钱包里的现金，那么铁蛋白值则相当于银行里的存款。

来我的诊所就诊的很多女性说她们有抑郁症或惊恐症的相关症状，经过检查我发现这些人的铁蛋白值都很低。其实潜在性缺铁的症状与抑郁症十分相似，或许有些患者一开始只是潜在性缺铁，症状加重才导致抑郁症或惊恐症。

日本女性体内的铁蛋白值普遍偏低是一个大问题。她们的症状没有严重到要去医院的地步，而出现在她们身上的不定陈述综合征——如疲惫、倦怠、昏昏沉沉、痛苦不堪、焦躁不安，以及头痛和意志消沉等，在很大程度上受到缺铁的影响。

特别是没有绝经的年轻女性，每个月身体里的铁都会随着血液排出体外，这会导致严重的慢性缺铁。

❀ 日本女性铁摄入不足的现状

我们再来看一下日本女性缺铁的现状。

　　表 1-4 显示了 20~49 岁的日本女性各个年龄段的
铁蛋白值（表内不包括正在接受铁剂治疗的人和孕妇）。

表 1-4　**日本女性（20~49 岁）的铁蛋白值**

铁蛋白值 （ng/mL）	年龄		
	20~29 岁	30~39 岁	40~49 岁
~10	23.5%	32.7%	35.7%
11~30	43.4%	38.8%	34.4%
31~50	17.1%	20.0%	14.9%
51~100	16.0%	8.2%	13.1%
101~	0%	0.3%	1.9%

（节选自 2008 年日本厚生劳动省国民健康营养调查）

　　由表 1-4 可见，20~49 岁的女性群体中，铁蛋白值
低于 30 的人比例高达 70%。铁蛋白值低于 30 代表她们
的缺铁状况十分严重。

　　而体内铁含量充分，即铁蛋白值高于 100 的人，
20~29 岁 0 人，其他年龄段也是少之又少。

　　我给来我的诊所就诊的女性（15~50 岁女性患
者共计 217 人）都测量了铁蛋白值，她们初诊时的铁
蛋白值如下所示。

　　铁蛋白值低于 10ng/mL：87 人，占比 40.1%。

铁蛋白值 11~30ng/mL：79 人，占比 36.4%。

铁蛋白值高于 31ng/mL：51 人，占比 23.5%。

这一结果与日本厚生劳动省调查结果一致，也展现出日本女性普遍缺铁的现状。

而 50 岁以上的日本女性体内铁蛋白含量又如何呢？我们来看一下日本厚生劳动省的调查数据（表 1-5）。

表 1-5　日本女性（50 岁以上）的铁蛋白值

铁蛋白值（ng/mL）	年龄		
	50~59 岁	60~69 岁	70 岁 ~
~10	9.0%	2.4%	6.2%
11~30	15.8%	9.1%	19.7%
31~50	20.6%	18.6%	19.0%
51~100	35.9%	41.6%	30.5%
101~	18.7%	28.3%	24.6%

（节选自 2008 年日本厚生劳动省国民健康营养调查）

由调查结果可以看出，在 50 岁以上的日本女性中，处于缺铁状况最严重等级的人占比很低。很大原因是她们体内的铁不会因月经、怀孕、生产等流失。但即便如此，还是有很多人处于铁蛋白值 30~50 的中度缺铁状态。

至于来我的诊所就诊的 50 岁以上的女性患者（共计 217 人），她们的铁蛋白值测量结果如下，也与表 1-5 一致。

铁蛋白值低于 10ng/mL：占比 4%。

铁蛋白值 11~30ng/mL：占比 16%。

铁蛋白值高于 31ng/mL：占比 80%。

从以上结果来看，日本女性，尤其是有月经的女性缺铁状况十分严重。然而针对这一现状，日本政府并没有采取任何特殊对策。

✿ 欧美及其他国家的补铁措施

其他国家特别是欧美各国的女性并未出现日本女性这样严重的缺铁情况。欧美国家的人摄取肉类的数量是日本人的 3 倍，而肉类中富含铁。另外，欧美的 50 多个国家采取了在面粉中加入铁等补铁措施。这是因为 20 世纪 40 年代，在这些国家曾出现大量缺铁性贫血的病例，一时间各国积极寻求对策。在这些对策实施后，欧美各国缺铁病例的出现频率才随之下降。

不止欧美，各个国家都将铁添加在食物中，如墨西哥的玉米粉、摩洛哥的食盐、菲律宾的大米、中国的酱油、东南亚各国的鱼酱油，等等。

柬埔寨以大米和鱼类为主要食材，为了解决缺铁这一重要问题，柬埔寨政府曾经制作铁块并推荐人们在做饭时将其放入锅中。但这种做法由于不被人们接受而没能普及。于是，柬埔寨人制作出"鱼形铁块"。在当地，鱼被视作"神灵的使者"，加上铁块的可爱设计，这一措施最终得以顺利普及。

当世界各国都在致力于改善缺铁状况时，日本却没有制定实施相应的对策。

✿ 造成女性铁摄取严重不足的原因

造成女性缺铁现状的最大原因在于饮食生活。欧美国家的人摄取肉类的数量是日本人的3倍，日本男性吃的肉比女性多，所以缺铁的男性比较少见。当然，到我的诊所就诊的男性中，也有因为坚持素食主义而缺铁的病例。据说欧美国家的素食主义者中缺铁的人也很多。

想解决缺铁问题，就得吃肉。

有人会说："蔬菜中也有矿物质啊！""我吃了羊栖菜和加州梅所以没问题。"但这些并不能帮助我们摄取铁。

根据日本厚生劳动省国民健康营养调查的结果显示，现在日本人的铁摄取量仅为 1950 年时的六分之一。由于土壤中矿物质含量下降，人们能够从农作物中摄取的铁也随之减少。另外，我们越来越常吃的加工食品，其原料所含有的维生素及矿物质在加工后消失殆尽。而谷物也都被精加工，其中含有的镁、锌及铁都被分离出去了。人们也不再吃富含铁的动物肝脏。至于鲸鱼肉这种曾经对日本人而言很重要的补铁食物，现在也吃不到了。而肉类中的维生素含量在冷冻后也会减少。

羊栖菜含铁量高是因为以前人们是用铁锅煮菜的。以前人们还用铁器茶壶烧水泡茶，壶本身所含的铁会溶解在茶水里。而现在，我们却不再使用铁制的烹饪器具了。所以现在"煮羊栖菜"中的含铁量下降到了以前的九分之一。

● 摄取铁不能只靠菠菜

有些患者惊讶于自己明明吃了大量菠菜却还是缺铁。我在前面也提到过,植物中的含铁量有限,并且现在植物的含铁量比过去少了很多。

肉类和鱼类中的铁主要是血红素铁,而菠菜中含有的是非血红素铁。人体对非血红素铁的吸收率很低,为1%~5%,只有血红素铁吸收率(10%~20%)的十分之一。因此,如果有人想只靠菠菜补铁,那他每天至少得吃进500g菠菜才行。

血红素铁多存在于肉类、鱼类等动物性食品中,如动物肝脏和牛肉,以及鲣鱼、金枪鱼等红肉鱼类。

非血红素铁则存在于蔬菜(如菠菜、小松菜等)、水果(如加州梅等)、藻类(如羊栖菜等)和谷类中。鸡蛋中既有血红素铁,又有非血红素铁。

人们都说菠菜和加州梅"富含铁",但这些都是植物性食品，其中所含的非血红素铁吸收率低，所以只吃这些食物易导致缺铁。而且蔬菜中的膳食纤维、糙米中的植酸、咖啡和茶中的丹宁等会阻碍非血红素铁的吸收，使铁吸收率进一步降低。而血红素铁的铁离子被卟啉环包围着，在这种状态下的铁在吸收时也不易被膳食纤维及单宁等影响。

另外，人体内的血红素氧化酶可以帮助调节铁的吸收量，因此无须担心过量摄入铁。其实，只要是经口摄入铁，就不用担心摄入过量的问题——关于这一点，我会在第 2 章继续说明。医学书籍千篇一律地强调铁过量摄入的危害，其实只有铁剂注射过量等情况才会导致铁的过量摄入。相比之下，缺铁才是我们应当重视的问题。

✦ 铁的各种作用

我们一直很重视缺铁导致的贫血，但铁除了合成血液中的红细胞之外还有着许多重要作用。

首先，铁是合成血清素、多巴胺等神经递质的辅因子。

血清素、多巴胺和去甲肾上腺素等神经递质被称为单胺类神经递质，其中血清素可以使人镇静，多巴胺让人感到快乐，去甲肾上腺素使人充满活力。一个人患上抑郁症的原因之一就是体内这些单胺类神经递质的含量下降。

其次，铁还能去除体内产生的活性氧。活性氧在体内也有积极作用，但如果含量过多就会有害。铁能促使高效抗氧化物质过氧化氢酶发挥作用，使身体免于受到过量活性氧的毒害。

另外，在我们的身体合成能量时，铁在能量代谢的最终环节——电子传递链中扮演着不可替代的角色。关于这一点，我将在第 3 章展开论述。

3 / 如何通过日常饮食增加摄入

● 至少每天吃 200g 肉

从前面我们知道，为了摄取蛋白质，需要摄入肉类、鸡蛋和鱼肉等化学评分较高的食物。此外，你也许已经意识到了通过吃肉来保证铁摄取量的必要性。但具体要吃什么肉？吃多少合适呢？

从结论来说，我推荐每天吃 200g 肉类。虽然鱼肉中的蛋白质也是优质蛋白，但只吃鱼类很难摄取足够的蛋白质。鱼本身能吃的部分就偏少，再怎么敞开了吃也吃不下太多。

假设你晚饭打算吃秋刀鱼。1 条秋刀鱼的质量在 100~130g，剔去鱼骨后鱼肉质量大概占总重的一半，即

60g 左右。秋刀鱼的蛋白质含量为 20%，也就是说 1 条秋刀鱼中含有 12g 左右蛋白质，那么要想摄取 30g 蛋白质需要吃 3~4 条秋刀鱼。只靠炭烤秋刀鱼套餐中的那 1 条鱼显然是无法满足每日必需的蛋白质摄取量的。而如果吃日式牛肉火锅的话，应该很轻松就能吃掉 200g 肉。这样一来就可以轻松摄取 30g 蛋白质。

总之，同样是摄取 30g 蛋白质，吃牛肉一顿就够了，但吃鱼的话得吃 3 顿才行。这样你应该明白了，以我们平时摄入鱼肉的量很难保证蛋白质摄入量达标。

这只是从数量角度加以比较，并不是说吃鱼毫无意义。其实你可以中午吃炭烤秋刀鱼，晚上再吃牛肉火锅。但总的来说，肉类品种丰富，吃法多样，可以保证每天足够的蛋白质摄取量。尤其是对于饭量较小的人来说，吃肉更能高效补充蛋白质。

✿ 吃肉对身体有害

遗憾的是，还有很多人认为"肉类对身体有害"。我在诊所中经常碰到一些患者，他们说自己"坚持长寿饮食法〔Macrobiotics〕"，或是认为"植物性饮食对身体更好"。还有人煞有介事地说，"日本人饮食以谷类及蔬菜为中心，肠道长，过多摄入肉类及脂肪的话身体会承受不了"；也有人说，"现在饮食生活欧美化，肉类和油脂的过量摄入是引发疾病的元凶"。很多人误认为肉类对身体有害，减少了肉类摄取，反而导致了身心亚健康状态。

想要让身体与心理恢复健康，你需要转换思维模式，认识到吃肉的重要性。肉类化学评分高，富含人体内无法合成的必需氨基酸。在前面的木桶理论中我也提到过，如果不注重均衡摄取氨基酸，那么它们将无法在体内合成足够的蛋白质。

❋ 补充蛋白质和铁吃什么肉

牛肉、猪肉等红肉之所以是红色的，是因为其中富含铁。尤其牛肉中富含优质蛋白质、脂肪、B 族维生素和铁、锌等矿物质，是一种很适合同时补充蛋白质和铁的食物，具有预防疾病等调节生物体各项功能的功效。

比起猛喂饲料把牛养肥得到的雪花牛肉，我更推荐大家吃草饲牛肉。因为草饲牛肉包含更多的 Omega‑3 等优质脂肪酸。

说到这里，也许有很多人想问，具体要吃牛的哪个部位呢？虽说含铁量最高的是肝脏，但很多人不喜欢吃肝脏。其实只要是红肉，无论吃哪个部位的牛肉都能够充分摄取蛋白质和铁。

想要既健康又有效地获取营养，还要注意吃法。牛肉有很多做法，仅用盐和胡椒粉简单调味就很好吃。我的吃法是先在牛肉上撒好盐和胡椒粉，再涂上黄油，用平底锅微煎，然后在 200℃ 的烤箱里烤 15 分钟。此外，还可以用调味汁丰富味道，但请尽量不要用番茄酱、味啉、白糖等甜味调料。

❀ 补充维生素 B_1 吃什么肉

猪肉除包含蛋白质和铁外，还富含促进能量代谢的维生素 B_1、促进生成皮肤及黏膜的维生素 B_2、促进生成肌肉和血液的维生素 B_6，等等。其中，维生素 B_1 含量最多，

每天吃 100g 猪肉就能保证成年男性每天必需摄入量的
85%。而且猪肉中的维生素 B_1 即使在加热条件下也不会
流失，拥有很高的吸收率。

猪肉价格比牛肉低，平常多吃可以用来调整工作疲
劳。并且猪肉做法多样，请一定用它来丰富你的菜单。

❋ 鸡肉、羊肉、马肉和鹿肉

鸡肉有一个特点，就是比其他肉类更好消化。

鸡肉中的甲硫氨酸是人体必需氨基酸。多摄入鸡肉
能改善肝脏功能、预防脂肪肝，还能延缓身体的老化。

此外，每 50g 鸡胸肉中就有 200mg 咪唑二肽。咪
唑二肽是氨基酸结合体的一种，具有优异的抗疲劳功能。

含铁量较高的是鸡肝。当你去小酒馆吃烤串时，记
得点上一份烤鸡肝。

一般来说，餐桌上常见的肉类就是牛肉、猪肉和鸡
肉了。有的人在积极地摄取肉类一段时间后也许会吃腻
这几种肉。对于这些人，我推荐他们尝试吃一点其他肉类。

羊肉富含铁和锌，还含有左旋肉碱，它具有高超的燃脂效果，曾掀起一阵减肥热潮。

马肉在餐桌上比较少见，但它的蛋白质含量不亚于牛肉，也富含铁和钙。

最近几年，鹿肉料理也受到关注。它含有丰富的蛋白质和铁，血红素铁易被人体吸收，具有预防贫血和减轻体虚畏寒的作用。而且鹿肉腥味不重，吃法多样。

第 **2** 章

增加摄入的食物

不止肉类，许多食材的摄取都是多多益善。接下来我将对这些食材进行介绍。

　　以往的饮食疗法都爱强调清淡、低热量，推荐的食物也很乏味，让人无法享受吃饭。而我向大家介绍的这种饮食疗法，能让你享受吃的快乐。尽管在第3章我也会主张抑制糖类摄取，这对于热爱甜食的人来说也许会很痛苦，但是本章推荐的食材富含蛋白质和铁，多摄取它们可以缓解控糖带来的不适。希望大家意识到这些食材的魅力所在，多多摄取。

1 / 学会分辨和取舍

● 关于肉类安全性

也许有人十分在意养殖户在饲料中添加激素和抗生素，担心肉类的安全性。这样的担心不无道理。据报道，美国的牛饲料中就添加了雌激素类制剂及抗生素，人吃这种饲料喂养的牛肉会增加患乳腺癌和前列腺癌的风险。

在这方面，日本、欧洲和澳大利亚的牛肉相对安全，推荐大家选择这些地方出产的牛肉。而美国的牛肉无论再怎么便宜，大家还是少吃为妙。

此外，火腿和香肠等加工肉制品不仅容易买到，吃起来也很方便。我建议大家储备一些作为不时之需，尤其是当你忍不住想吃零食时，不如用香肠代替夹心面包。

不过请注意香肠的配料，不要买那些含有过多食品添加剂的香肠。比如亚硝酸钠经常作为着色剂被添加在火腿、香肠中，它与胺类化合物反应后会生成亚硝胺，亚硝胺被动物实验确认为致癌物。

❀ 不必过分关注食品添加剂

再来说说食品添加剂。我认为，那些对食品添加剂抱有极端恐惧的人似乎弄错了重点。食品添加剂的摄入自然是越少越好，但如果过分关注的话就会什么都吃不了。

只要你摄取足够的蛋白质，内脏的解毒功能就会正常运行。这时，即便摄入少量的食品添加剂，也不会对人体产生严重影响。我所尊崇的三石严医生也没有过分强调食品添加剂的危害，他说："只要你每天摄取足够的蛋白质和抗氧化物质，你体内的毒素就会自然而然被排出体外。"

反之，在体内蛋白质含量低的情况下，人体解毒能力也会随之减弱。如果你的身体长期处于营养不良，你就应当远离食品添加剂，少吃加工食品，尽量自己做饭。

❀ 关于调味用的盐和糖

在日本，做菜放糖的习惯是从江户后期（19 世纪中期）开始出现的，那时候糖刚成为普通老百姓能买得起的调味品。后来，白糖和酱油成了烹饪的经典组合，并成为日本传统菜肴的代表味道。有人说，世界各地的菜肴里，日本菜是用糖最多的。

也许你认为调味用不了多少糖，但我想说，千万别低估了白糖这种调味品带来的糖摄入量。煮东西的时候不要用白糖，可以用味啉来代替，使菜更加醇香。

还有一种叫作赤藓糖醇的甜味剂可以用来代替白糖，它的含糖量为零，嗜甜的人也能放心使用。

你可以不用过度在意盐分的摄入量，但请少吃精制盐，改吃非精制盐。关于做菜时用的盐，我推荐冲绳出产的 "冲绳盐"和宫古岛出产的"雪盐"。

这两种盐都是海盐，制作方法十分独特。以冲绳盐为例，它是将海水转换成雾状喷出并用暖风吹干，使其中多余的水分蒸发，然后凝缩成的。这种做法可以使盐里的主要成分——钾和镁等矿物质都转化为结晶保存在盐粒中。冲绳盐的口感也很不错，除了咸味，甜味、酸味和苦味的比例也恰到好处。

2 / 满分食物

◈ 鸡蛋是完美的营养食物

　　从营养角度来说，鸡蛋是一种近乎完美的食材。为了孕育新生命，其中具备了生命必需的几乎所有营养素，化学评分高达 100 分。跟前面推荐的肉类一样，鸡蛋也应该每天都吃。而且鸡蛋的价格比肉类要便宜，这也是它的魅力所在。

　　最重要的是鸡蛋富含一种叫卵磷脂的脂质，而作为卵磷脂构成成分之一的胆碱，是合成神经递质乙酰胆碱的原材料。

　　和血清素、去甲肾上腺素一样，体内乙酰胆碱量的减少会诱发抑郁症。就算症状没有达到抑郁症那么严重，乙酰胆碱不足也会导致反应迟钝、浑身乏力、记忆力下降和思维迟缓等。

总而言之，鸡蛋不但营养丰富，还能提供丰富的卵磷脂，为人体合成乙酰胆碱提供原材料，对于人的心理健康大有裨益。

以前人们误解了胆固醇的作用，说"鸡蛋每天最多只能吃一个"，现在大家理解了胆固醇是人体必需的营养素，即使摄入多一些也无妨，也就知道每天多吃几个鸡蛋也没关系了。

像鸡蛋这种物美价廉、又具有很高营养价值的食材，每天只吃一个的话真是太可惜了。请你每天至少吃 2 个，如果不喜欢吃肉的话就每天吃 5 个鸡蛋，以保证足够的蛋白质摄入量。

吃鸡蛋时有一条注意事项，那就是不要生吃蛋清。蛋清一定要加热至白色再食用。

这是因为生蛋清中的抗生物素蛋白与生物素（维生素 H）结合后会使其难溶于水，阻碍身体对生物素的吸收。"抗生物素蛋白"的名字也是来自这一性质。

另外，生蛋清中的卵类黏蛋白会阻碍蛋白质的吸收，也是导致鸡蛋过敏的一大原因，但在加热后它就会失活。

另外，生鸡蛋中可能含有沙门氏菌，可导致人食物中毒，还是加热食用更安全。

不过鸡蛋如果被过度加热，营养的吸收效果就会减弱，所以无论做哪种鸡蛋料理，把鸡蛋做成松软的半熟状态是最好的。

日本人喜欢用生鸡蛋拌饭吃。如果不能生吃鸡蛋，他们会不习惯。但是，考虑到碳水化合物摄入过多不利于健康，而且常吃生鸡蛋会影响维生素和蛋白质的吸收，所以希望大家能控制吃生鸡蛋拌饭的次数。偶尔吃日式寿喜锅的时候蘸一蘸生鸡蛋倒是不会有太大影响。

不爱吃鸡蛋的人应该是少数，我经常听到的是很多人苦于鸡蛋只有煎蛋和煮鸡蛋这两种枯燥的吃法。对于这样的人，我推荐西式鸡蛋卷。将 3 个鸡蛋打成全蛋液，加入 30mL 鲜奶油，用黄油煎成蛋饼。可以在里面卷入蛋黄酱拌芝士鳕鱼子或者小葱沙丁鱼，还可以把培根和零碎的菜叶炒一炒夹进去。总之，丰富的馅料可以提升鸡蛋料理的多样性。多尝试，就会出现更多点子。

❀ 鱼类补充蛋白质很高效

毋庸置疑，鱼也是蛋白质的重要来源，特别是金枪鱼、鲣鱼等肉色鲜红的鱼类，富含蛋白质和铁。但遗憾的是，这些大型鱼体内水银的含量也比较高，所以不推荐大家经常食用。

在这一点上，小型鱼更为安全。秋刀鱼、鲹等青背鱼类不仅富含蛋白质，还富含人体内难以合成的二十二碳六烯酸（DHA）、二十碳五烯酸（EPA）等必需脂肪酸。

另外，鳕鱼、比目鱼以及章鱼、乌贼、虾等海鲜不但富含蛋白质，还含有可以降血压的含硫脂肪酸——牛磺酸。牛磺酸是营养补充剂的常见物质，可以增强肝功能、保护视力、预防生活习惯病。三文鱼含有抗氧化物质虾青素。有研究表明，虾青素的抗氧化能力是维生素 E 的几百倍，是 β－胡萝卜素的几十倍。

鱼类含铁量并不丰富，不过它们可以为你的饮食增添花样。比如早饭除了可以吃盐烧三文鱼之外，鸡蛋三文鱼卷也是不错的选择。

❋ 花蛤、蚬等贝类也很重要

　　贝类也富含蛋白质和铁，此外它们还有一大优势，就是富含锌。可以用花蛤、蚬等贝类做汤，贝类中的谷氨酸和琥珀酸会溶于汤里，为汤汁带来独特风味。虽说氨基酸类的营养素大多在汤里头，但如果只喝汤不吃肉就太浪费了。因为这些小贝壳还是矿物质宝库，钙、铁、锌、磷、铜、锰等矿物质大多数留在贝肉里。不要嫌去壳麻烦，一定要在喝汤的时候把肉也吃掉。

　　在贝类中，牡蛎的含锌量最高。因含有丰富的蛋白质和矿物质，它被誉为"海中牛奶"。如果想吃熟的牡蛎，我推荐做牡蛎土手锅（日式砂锅）和炸牡蛎；如果想吃生的，我推荐生吃花缘牡蛎。

❋ 充分摄取黄油、猪油和鲜奶油

　　在我的诊所，进行食疗需要控制糖类摄入。不过因为糖类为身体各项活动提供燃料，如果要减少糖类摄入，就得保证另一种燃料——脂肪的充分摄入。

　　跟"肉类无益"这种错误说法一样，"动物性脂肪无益"也是不对的。

　　在过去一段时间内，社会上确实出现过这样的营养指导方针——减少摄入动物性脂肪和胆固醇，多摄入富含亚油酸的植物油，以降低体内胆固醇水平，预防心血管疾病。在这一方针的影响下，许多人曾经减少了鸡蛋的摄入量。但结果心血管疾病的致死率不降反升，后来这个方针便被废弃了。

　　动物性脂肪富含饱和脂肪酸。也许你经常听到"饱和脂肪酸不如不饱和脂肪酸健康"这种说法，但现在动物性饱和脂肪酸的安全性更受推崇。

　　这是因为，饱和脂肪酸具有耐热性好的优点，而不饱和脂肪酸加热后易氧化酸败，损害健康。

　　黄油和猪油是典型的富含饱和脂肪酸的食物。为了保证饱和脂肪酸的摄入，我吃了一段时间发酵黄油，意外发现自己白天再也没有感到饥饿。

　　不过，对于体内缺铁和蛋白质的人，应该优先这两者的摄取。因为在电子传递链中，铁是必不可少的物质，缺铁将无法顺利进行代谢。至于饱和脂肪酸，可以在充分补充铁和蛋白质后再增加摄入量。

对于患有暴食症和厌食症等摄食障碍的人，我推荐他们吃鲜奶油。暴食症的人之所以会吃得很多，是因为他们吃的都是饭团、面包和点心等精制糖类食品。一下子戒掉糖摄取比较困难，可以用鲜奶油代替精制糖，比如在冰咖啡上加鲜奶油（配合白砂糖以外的甜味剂）做漂浮冰咖啡，通过这样的方式逐步降低身体对糖类的需求。

此外，你还可以尝试用鲜奶油亲手制作小零食，比如在牛奶味比丽珍（be LEGEND，蛋白粉品牌）里加入鲜奶油和牛奶，搅拌后冷藏，做成冰激凌。

来跟我一起，积极地吃黄油、猪油和鲜奶油吧！

◈ 经常吃豆、果、藻、蔬、鱼、菇、薯

我们可以用下面的食材补充某些特定的营养素。当然，主要食材应该是富含蛋白质和铁的肉类，你可以把它们当作优秀的副食。

豆：豆类（富含蛋白质、镁）

指大豆、红小豆等豆类，以及纳豆、豆腐、油炸豆

腐和味噌等豆制品。大豆被称为"地里长出来的肉"，含有丰富的优质蛋白、矿物质和优质脂质。我建议大家每天吃 50g 豆腐来丰富饮食。不过有一点需要注意，就是光凭这些食物不足以补充人体每天所需蛋白质。

果：坚果类（富含钾、镁、维生素 E、木质素）

指包括芝麻、杏仁、花生、核桃和银杏等在内的坚果类食物。这类食物富含蛋白质、脂质和矿物质，尤其含有消除活性氧的抗氧化物质。你可以把这些坚果磨碎后加到沙拉里享用。

藻：海藻类（富含钙、镁、碘、磷）

除了裙带菜，羊栖菜、海苔、海带、海蕴等也属于海藻类。这类食物中富含钙、镁等矿物质以及膳食纤维，可以促进人体新陈代谢。海藻类与醋和油搭配食用，可以提高营养素的吸收效率。

蔬：深色、黄色的蔬菜（富含 β - 胡萝卜素、维生素 C、B 族维生素、钾）

蔬菜中含有丰富的维生素和矿物质，有助于保持肌肤和黏膜的健康，维持机体抵抗力。我推荐大家每天摄取 350g 蔬菜，最好三分之一为深色蔬菜，三分之二味浅色蔬菜。实在吃不了也不用勉强。不过请注意，便利店里销售的蔬菜很多都是催熟的，营养价值较低。

鱼：鱼类（富含蛋白质、Omega - 3、维生素 A、B 族维生素、锌）

不论是白色的肉还是红色的肉，所有鱼类都含有蛋白质。餐桌上常见的鲹所含的 DHA、EPA 和牛磺酸有降低血液黏度、缓解疲劳的效果。如果你不喜欢吃肉的话，可以多吃鱼。

菇：菌类（富含维生素 D）

指包括香菇、蟹味菇、灰树花菌等在内的菌类。菌类是维生素、矿物质和膳食纤维的宝库。其中富含的维生素 D 有助于钙的吸收，推荐大家积极摄取。

薯：根茎类（富含维生素 C、膳食纤维、锰等）

指芋头、马铃薯、萝卜和魔芋等根茎类食物。它们虽然富含碳水化合物，但同时也含有丰富的维生素 C 和膳食纤维。膳食纤维能促进肠道蠕动，加快代谢。注意烹饪马铃薯时，带皮加热可以减少香味和营养流失。虽然碳水化合物少吃为妙，但吃点薯类当配菜还是没问题的。

$$3 / \text{如何让吃事半功倍}$$

✦ 用铁剂和蛋白粉作补充

女性体内的蛋白质和铁由于月经、怀孕和生孩子会有所流失，因此需要比男性补充更多。我一直对女性说"你们吃肉要比你们丈夫多才行"，但实际上大多数女性吃的肉只有男性的一半。因此，女性缺铁、缺蛋白质的状况十分严重。

食欲佳、饭量大的人可以选择我在前文推荐的食材，但饭量小、不爱吃肉的人总不能勉强自己多吃东西吧。

不用担心，如果只靠吃饭达不到所需摄入量，那就让铁剂和蛋白粉来帮忙。这些营养补充剂可以帮你有效补充营养。事实上即使你食欲旺盛，体内的维生素也难以达到必需量，因此推荐你灵活选用营养补充剂。

● 从血红素铁到氨基酸螯合铁

为了有效吸收铁，我们该怎么做呢？

我推荐缺铁的人服用氨基酸螯合铁营养补充剂。它比血红素铁营养补充剂便宜，但效果却比后者好。因为矿物质经过螯合作用后，吸收效率会成倍增加。一片血红素铁可以补充 6~15mg 的铁，一片氨基酸螯合铁却可以补充 27~50mg 的铁，二者差距明显。至今为止，我的诊所有超过 3000 位的患者用过氨基酸螯合铁营养品，没有出现任何一例铁过剩的病例，因此只要合理使用，氨基酸螯合铁营养品是非常安全的。

螯合物指的是离子与分子通过配位作用形成的、具有环状构造的配合物。在氨基酸螯合铁中，铁离子被氨基酸（2 分子甘氨酸）包围。与将铁"暴露"在外的处方药铁剂不同，这种结构不会让人直接尝到"铁锈味"，那些"吃了补铁药剂想吐"的人也可以放心使用。

　　我的诊所使用的氨基酸螯合铁营养补充剂以菲洛可（Ferrochel）为主。菲洛可是美国爱尔宾（ALBION）公司的专利产品，主要成分是天然双甘氨酸亚铁螯合物，具有对胃无刺激、不会导致便秘的优点。如果你在治疗时吃普通的铁剂有不良反应，就可以试试菲洛可，它可以帮你逐渐恢复健康。

　　如果你对普通铁剂无不良反应，也可以在此基础上吃一点菲洛可，这样可以更快提高体内的铁蛋白值。

　　由于菲洛可不会刺激肠胃，可以每天服用 2~3 次，再搭配 3 粒诺奥公司（NOW Foods）的补铁胶囊（Iron 36mg，螯合铁营养补充剂），就能达到处方补铁药的效果。

　　可能有的人会觉得这些铁剂价格高昂，其实服用菲洛可 1 个月的花费在 1000 日元（约合人民币 68 元）左右，比较平价。对我而言，选择氨基酸螯合铁让我能帮助更多的患者摆脱缺铁的困扰。

　　总而言之，我认为曾经的"血红素铁神话"已经走下神坛。血红素铁营养品不仅价格高，而且效果也不理想。这类营养品仅能在日本见到，世界其他地方基本已经不再销售了。补铁的最佳选项当属菲洛可等氨基酸螯合铁营养品。

✿ 氨基酸螯合铁危险吗

我在以前写的书里也推荐过氨基酸螯合铁营养品，但总有人说"氨基酸螯合铁很危险"，他们的理由是吸收效率高容易导致摄入过量。但其实，人体自有一套系统，保证肠道只吸收必要数量的铁，仅靠口服摄取不会轻易导致铁过剩。

我的诊所从 5 年前开始为初诊患者测量铁蛋白值。因为壮年期缺铁的男性患者比较少见，所以我们只对疑似缺铁的女性患者以及青春期和中老年单身男性患者进行测量。根据测量结果，我们让铁蛋白值低于 50 的患者服用铁剂或氨基酸螯合铁营养品。前来就诊的女性中大多数人铁蛋白值都较低，结果 5 年来共有约 3000 名患者服用了氨基酸螯合铁营养品，而这 3000 名患者中没有任何一位出现铁过剩的症状。

事实证明，这种高蛋白低糖饮食 + 补铁的食疗法是治疗多种慢性疾病最安全有效、成本最低的方式之一。

比起证据和理论，我认为治疗成效更重要，相信这也是患者最关注的部分。

● 女性要通过蛋白粉补足每日所需蛋白质

前文提到，要增加摄入含蛋白质的肉类、鱼类、鸡蛋等，但大多数人只靠饮食难以摄取足够的蛋白质。

我认为慢性疾病的原因是质性营养失调，也就是糖过量 + 蛋白质不足 + 脂肪酸不足 + 维生素不足 + 矿物质不足。其中，解决蛋白质不足的问题最为紧要。目前为止，我让所有初诊患者都坚持高蛋白低糖饮食。

具体内容就是：每天至少吃 3 个鸡蛋和 200g 肉。

但这么大的量，饭量较小的女性是难以坚持下去的。还有的人因减糖失败导致报复性饮食，反而摄入了更多的碳水化合物。

因此，我的诊所推荐所有初诊患者服用蛋白粉，每次 20g，每日 2 次。每日 2 次是因为蛋白粉就会被很快吸收，只要几个小时。

这样，每天服用蛋白粉 40g，摄取的蛋白质的量相当于吃 6 个鸡蛋。不过常年处于重度蛋白质不足、消化不好的人一开始无法消化吸收如此大量的蛋白粉，这样的人可以先每次服用 5g。在能坚持摄取适当的蛋白质后，再逐步增加鸡蛋、肉类的食用量，并减少大米和小麦的摄入量。

蛋白粉可以让患者越来越有活力，其卓越的效果让患者自己都十分吃惊。有些患者还不了解我的营养指导疗法，我就会指导他们先尝试吃一些蛋白粉。我认为比起细致的说明，这样更简洁明了。

蛋白粉见效快，患者看到效果后通常会配合之后的治疗。几乎所有服用蛋白粉的人都说自己"不再想吃甜食了"。

如果把蛋白粉的抗抑郁效果和抗抑郁药品 SSRI 进行比较，会发现蛋白粉具有压倒性优势。可以推测，在与其他疾病治疗药物进行的随机对照试验（RCT）[①] 中，蛋白粉的表现应该也很好。可见，坚持服用蛋白粉还可以有效减少精神疾病治疗药物的使用量。

---

① 随机对照试验是客观检验医药效果的方法之一。试验将被试者分为两组，让其中一组被试者服用测试药物，另一组服用外观、味道相同但无药理作用的安慰剂。医生及被试者均不知道测试药物被用于哪个组，最终通过统计对结果进行判断。

● 服用蛋白粉不会长胖

有些女性担心"服用蛋白粉会长可怕的肌肉"。不用担心，你吃掉的蛋白粉首先会被用于修复脏器，以维持生命各项功能。在修复完脏器后，多余的蛋白质才会用于合成肌肉。

此外，还有人担心蛋白质摄入量太多的话会导致肥胖，这种担心也是多余的。恰恰相反，蛋白粉有助于减肥。肥胖的机制是这样的：摄取糖→胰岛素分泌增多→将糖转换为脂肪。往往你在服用蛋白粉之后就不想吃甜食了，糖摄入减少，也不会变成脂肪囤积。

到我的诊所就诊的患者中，服用蛋白粉的人身心状况都恢复得更快。这是因为药物是阻碍代谢的，而蛋白质是构成代谢酶的，如果蛋白质不足的话，药物的效果就难以显现，而且容易产生副作用。当体内的蛋白质量充足之后，你就渐渐不再需要药物了。

● 以 BUN 值 20 为目标摄取蛋白质

　　体检时有一个指标叫"血尿素氮（BUN）"，指的是血液中尿素所含有的氮元素。BUN 值偏高意味着一个人可能是肾功能障碍，如果偏低就代表着他蛋白质摄取量不足（也有可能是重度肝功能障碍）。通常 BUN 值处于 8~20（mg/dL）[1] 算作正常，但我们诊所的目标是帮助患者摄取更多的蛋白质，所以将 BUN 目标值设置为 15~20（mg/dL）。

　　男性可以通过高蛋白质低糖饮食 + 补充蛋白粉（每千克体重 ×0.5g）[2] 来达到 BUN 值 20 的水平。如果好好吃肉类、鸡蛋、鱼类的话，也可以不吃蛋白粉。

　　而女性因为月经、怀孕、生孩子、饭量少等原因，仅靠饮食很难达到 BUN 值 15 以上的水平。有的人即使根据她的体重摄取蛋白粉（每千克体重 ×0.5g），其

---

① mg/dL 为旧制单位，与 mmoL/L 的换算关系为 1mmoL/L=18mg/dL。为尊重原著说明方式，本书将保留并使用 BUN 的旧制单位。

② 假设体重为 70kg，则摄取量为 70×0.5=35g。以下同理计算。

BUN 值也很低，因此需要按照每千克体重 ×1g 的标准摄入蛋白粉。

另外，女性在怀孕后 BUN 值会急速下降。有的人在怀孕后 BUN 值从 14 降到了 7。因此，在怀孕时为了保证 BUN 值为 20，有必要按照每千克体重 ×1.5g 的标准摄入蛋白粉。

服用蛋白粉后胃肠环境也会变好。还有人说"皮肤变得光滑了""指甲和头发变得更有光泽了"。总之，服用适量蛋白粉对女性来说有益无害。

❀ 选择和服用蛋白粉

很多人不愿服用蛋白粉的原因是"它太贵了""不好吃所以不想吃"，但日本国内一些大厂家生产的蛋白粉不但物美价廉，还有各种口味可供选择。

比如"尼奇加 1kg 分离乳清蛋白粉（WHEY PROTEIN 1kg NICHIGA WPI）"合人民币 200 多元，价格比较实惠。

"WPI"指分离乳清蛋白粉，里面完全去除了酪蛋

白和乳糖，所以对酪蛋白过敏的人和乳糖不耐受的人可
以放心食用 WPI（见图 2-1）。

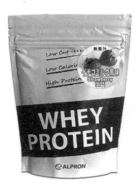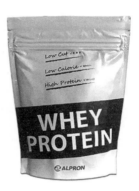

图 2-1　　　WPI 蛋白粉

另外比丽珍的蛋白粉口味丰富，有苹果味、草莓味、
牛奶味等，每种都独具特色，十分美味。你可以挑选一
款自己喜欢的口味，让它成为你提高蛋白质摄取量的强
力助手（见图 2-2）。

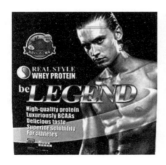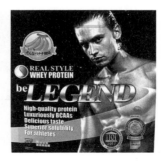

图 2-2　　　比丽珍蛋白粉

在服用蛋白粉时，你需要注意以下事项。

20mL 的量勺盛出来的并不是 20g 蛋白粉。蛋白粉的密度比水要小，所以 20mL 蛋白粉的质量大约为 8g。

蛋白粉中的蛋白质占比为 90%。也就是说，依照化学评分进行换算的话，20mL 蛋白粉所含蛋白质质量为 $8 \times 0.9 = 7.2g$，同理 30mL 蛋白粉中含有 10.8g 蛋白质。那么要想摄取 20g 蛋白质就要服用 20mL×3 或者 30mL×2 的蛋白粉。想要摄取 40g 蛋白质就要服用 20mL×6 或者 30mL×4 的蛋白粉。

第 **3** 章

控制摄入的食物

第 3 章将以"减少"为主题介绍要减少摄取哪些食物。

第 1 章、第 2 章介绍的都是可以多吃的食物，所以大多数人都能积极地跟着做，但到了第 3 章要减少摄入，有的人可能就因为吃不到自己喜欢的食物而消极怠工了。其实，那些应该减少摄入的东西对身体并没有用处，有的甚至有害健康。

我会告诉你为什么要减少某些食物的摄入量，希望你在理解了理由之后，能跟我一起实践。你会发现当你有意识地减少它们的摄入后，身心状况在逐渐好转。有了实际效果，行动就会更具动力。

1 / 负分糖类

❀ 精制糖刺激胰岛素分泌过量，易导致神经递质缺乏

精制糖指的是白糖及精白米、精白面粉等精制的白色含糖食物。事实上，糙米和小麦在精白加工时，胚芽中的维生素、矿物质会随米糠、麸皮一起被丢弃，没了这些营养成分的精白米和精白面粉不过是"下脚料"。

人在吃了精制糖后，血糖值马上就会升高。为了抑制血糖增高，人体会分泌胰岛素。特别是当人空腹喝下甜果汁后，体内的血糖值会急剧上升，身体就会分泌更多的胰岛素。

胰岛素分泌过量会导致血糖下降过快甚至是低血糖。

于是，身体就会分泌胰高血糖素、肾上腺素、皮质醇（即肾上腺皮质激素）等激素帮助血糖升高。

合成这些激素必备的原料有：氨基酸，B 族维生素，锌、镁等矿物质。合成皮质醇还需要脂肪酸或者从食物中摄取的胆固醇。当这些原料不断被征用，又无法得到及时地补充，就会导致缺乏。

一旦体内缺乏 B 族维生素和矿物质，L - 色氨酸合成血清素，及酪氨酸合成多巴胺的速度就会降低。血清素、多巴胺和去甲肾上腺素被称为单胺类神经递质。前文也提到过，血清素可以使人镇静，多巴胺让人感到快乐，去甲肾上腺素使人充满活力。根据抑郁症机制研究中的"单胺假说"，上述神经递质的缺乏正是抑郁症发病的原因。市面上一些抗抑郁药物便是基于这一假说开发的。

✿ 白糖损伤肝脏

在精制糖中，白糖被身体吸收最快，会使血糖值急速上升。它的主要成分是蔗糖，蔗糖由葡萄糖和果糖构成。

以前有人认为果糖很健康，因为与葡萄糖不同，它的代谢基本在肝脏完成，不会导致血糖升高。但是最近的研究表明，摄入过多果糖会增加中性脂肪，进而损伤肝脏。其实这种直接在肝脏代谢的机制跟酒精代谢的原理类似，多吃糖和多喝酒一样，都会成为脂肪肝的诱因。

我们来看看各种糖的蔗糖含量：绵白糖的蔗糖含量为 97.8%，三温糖的蔗糖含量为 96.4%，白砂糖的蔗糖含量为 99.9%，而黑糖的蔗糖含量为 80%。因此，如果无论如何都要用糖做调味料，选择黑糖更合适。

大米和小麦的主要成分是淀粉，虽然不像白糖那样效果立竿见影，但还是会提高血糖。所以这些食物也是少吃为妙，可以先减少目前食用量的四分之一到二分之一。

❀ 精制糖摄取过量可能引发癌症

糖尿病是由糖代谢异常导致的疾病。针对糖尿病，以往的食疗都是以限制热量为常识，但控制糖摄入打破了这一常识。因为只有糖会导致血糖升高，控制糖摄入就可以抑制身体分泌具有降血糖功能的胰岛素。胰岛素还有一个作用，就是把多余的糖转化成脂肪储存在体内，因此抑制胰岛素的分泌也可以避免由胰岛素分泌过多而引起的肥胖。

糖摄取过量还有可能导致癌症。1931 年诺贝尔生理学或医学奖的获得者奥托·海因里希·瓦尔堡博士曾用小鼠的癌性腹膜细胞进行实验，并从 1923 年开始发表一系列论文，将实验结果公之于众。实验结果表明，"癌细胞以葡萄糖为能量来源并在厌氧条件下进行糖酵解"。现在的研究也表明了如果癌细胞吸收的葡萄糖不到正常细胞的 3~8 倍，那么它就不能正常生长或增殖。

此外，糖也是导致胶原病的原因之一。胶原病在日本被认定为疑难杂症，是由体内炎症引发。而炎症多因体内糖过量，所以胶原病患者要抑制糖摄入。

我以前很喜欢吃拉面，所以糖类摄入量很大。诊所开业后，我每天都待在诊所里，缺乏运动，慢慢地就胖起来了。因此，我花了半年的时间逐步减糖：一开始只是晚上不吃米饭，后来中午也不吃米饭，最后早上也不再吃米饭了。

在每天服用足够量的蛋白粉后，我对糖的需求渐渐

消失，于是我轻轻松松地实现了减糖。你可以从减少四
分之一的米饭摄入量做起。

❀ 蛋白质不足无法控制糖摄入

有些人，特别是女性常说控制糖摄入"太难了，坚
持不下去"。这种状况自有其原因。

很多女性由于月经、怀孕和生孩子常年处于缺乏铁、
蛋白质、B 族维生素、镁的状态。于是，女性体内的葡
萄糖无法进入能量代谢的三羧酸循环，导致身体缺乏能
量（参考第 63 页能量代谢过程图和第 4 章 ATP[①] 合成过
程），即便以脂肪酸（酮体）为材料进行代谢，三羧酸
循环也无法正常运行，人体就无法正常利用吸收的营养。

因为人体内脂肪的代谢吸收需要脂肪酶，脂肪酶也
是蛋白质，如果体内蛋白质不足就无法顺利分解吸收脂
肪，最终还是会缺乏 ATP。

因此，在减糖的同时，必须保证蛋白质和脂肪的摄

① 腺嘌呤核苷三磷酸简称三磷酸腺苷，详见第 77~80 页。

取。但很多人只减糖而忽视了增加蛋白质和脂肪，这就是他们的问题所在。尤其女性在准备减糖的时候，不要一开始就大刀阔斧地削减糖摄入，应该从多吃肉类、鱼类、鸡蛋和芝士等入手。通过高蛋白饮食和补铁来改善体质，然后缓慢地、以可持续的方式进行减糖。

在身体所需营养得到满足、体质得到改善后，就能安心实行更严格的减糖了。尤其当你的铁蛋白值超过 50 之后，你就会像变了个人似的，拥有旺盛的能量和充沛的精力。

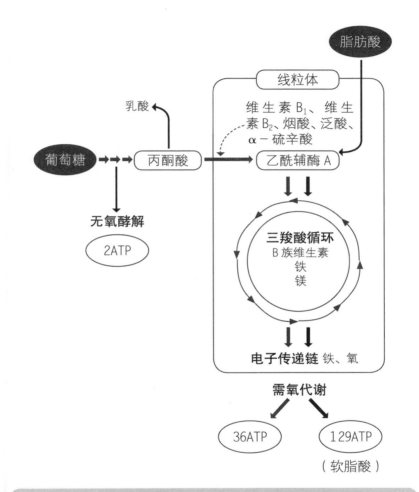

图 3-1 能量代谢过程（以葡萄糖和脂肪酸为材料）

❀ 越缺铁的人越想吃甜食

缺铁的人很难摆脱甜食的诱惑，这是受到代谢不顺畅的影响。大量的能量产生于代谢的最终阶段——三羧酸循环→电子传递链的过程，但如果缺铁就无法通过这种方式生成 ATP。

这时，身体只能通过厌氧条件下的糖酵解生成能量。但在这一循环中，投入很多材料（糖）只能合成一点点 ATP，渴求能量的身体便开始呐喊——"多来些、再多来些！"于是，你就变得更想吃甜食了。

患有过食症的人会吃掉很多甜食也是基于这一原理。

也就是说，过食症患者并不是意志力薄弱才吃得多，他们只是缺乏 ATP。

◉ 苦于过量食用甜食的人请看这里

有些过食症患者暴饮暴食精制加工食品，如面包、糕点、饭团等。

对于这个群体，我推荐改变饮食方式。

首先，你要尽可能地控制糖摄入，多摄入动物性蛋白质和动物性脂肪。用黄油煎的芝士鸡蛋卷是不错的主食。副食可以多吃肉类和鱼类，再配上发酵黄油制作的汤品或者鲜奶油浮冰咖啡。鲜奶油别加糖，用赤藓糖醇等甜味剂增加甜度。

坚持一段时间后，身体的能量供给将会得到改善，体内合成的能量会比以糖为主的饮食方式多得多，你就不会想摄入大量的糖了。

其实过食症表明一个人缺乏蛋白质和脂肪，体内的能量代谢没有正常运作。一个人"缺乏燃料"，就会更想摄入糖。

　　而缺铁的人则处于"有燃料却用不了"的状态，所以缺铁的人也想吃甜食。

　　这样的人要先解决缺铁的问题，然后以动物性蛋白、动物性脂肪饮食为主把铁蛋白值提高到30~50。如此一来，你的身体对糖的渴望就能得到控制了。

2 / 负分脂肪

● 别吃含有人造黄油和起酥油的食品

反式脂肪酸在日本有"疯狂的脂肪酸"的绰号，这种脂肪酸绝对不可食用。虽然它也是脂肪酸的一种，却产生于用植物油制造人造黄油和起酥油以及植物油高温加热除臭时，脂肪分子中碳原子与氢原子的结合方式发生的异变。反式脂肪酸化学构成异常且不健全，简直是典型的对身体有百害而无一利的"坏蛋脂肪"。

从专业的角度来说，顺式脂肪酸分子的自然形态是马蹄铁型的，而反式脂肪酸分子是直线型的。脂肪酸是细胞膜的构成要素，如果反式脂肪酸混入细胞膜，会使细胞膜变得脆弱，引发各种问题。

研究表明，过度摄入反式脂肪酸易增加心肌梗死等冠状动脉疾病发病的可能性。

美国食品药品监督管理局（FDA）宣布自 2018 年 6 月起禁用含有反式脂肪酸的食品添加剂，"以期降低冠状动脉疾病，预防致命性心脏病"。

欧美国家均禁止销售反式脂肪酸含量超过一定比例的产品。世界卫生组织（WHO）和联合国粮食及农业组织（FAO）也建议人们将反式脂肪酸的每日摄入量控制在当日热量总摄入量的 1% 以下。

然而，日本社会却没有认识到反式脂肪酸的害处，认为日本饮食习惯与欧美不同，日本人每天摄入的反式脂肪酸量肯定低于国际标准，因此并未明令食品标明反式脂肪酸含量，对反式脂肪酸放任不管。

人造黄油和起酥油中便含有反式脂肪酸，吃太多使用了这些原料的糕点和其他食品便会导致反式脂肪酸摄入过量。虽然说日本人的饮食习惯与欧美的不同，但如果你总是吃便利店卖的夹心面包，你摄入的反式脂肪酸甚至会超过欧美国家的人均摄入量。因此，我们要做的是去了解哪些食品含有反式脂肪酸，并尽量避开。停止摄取反式脂肪酸，从现在开始。

● 尽量减少食用色拉油

在过去，人们普遍认为植物性的色拉油比动物性油脂更健康。现在，这一想法也被颠覆了——色拉油里含有反式脂肪酸这种危险物质。

以色拉油为原料制作的产品种类多样，你在挑选时可以注意看产品标签。如果某种食品的原料表中有"植物油脂"或"食用植物油"，多半表明它是以色拉油为原料制作的，那你最好不要选择这种食品。另外，也请你尽量不吃用这种油制作的沙拉调料和人造黄油。

有人觉得蛋黄酱也是用植物油脂做的，所以也是"一吃就胖的高热量食物"。但蛋黄酱的原料中有富含蛋白质的鸡蛋，所以跟沙拉调料这种大量使用植物油和果糖制作而成的食品相比，蛋黄酱的危害要小得多，只要别吃太多就行。

炒菜时尽量不要用色拉油，要用黄油或者猪油。这样做出来的菜不但香味浓郁、口感极佳，而且由于黄油和猪油是饱和脂肪酸，加热条件下也不会氧化酸败，所以用它们炒菜更健康。炸东西的时候我也推荐使用猪油。

因为黄油中的短链、中链、长链脂肪酸比例恰到好处，可以长时间持续为身体供能，所以人在吃了黄油后不会产生对糖的过度需求。减糖不顺利的人以及有过食倾向的人可以多摄取黄油。

另外，我推荐大家积极摄取含有 Omega‑3 脂肪酸的白苏子油。但白苏子油加热后会迅速氧化，不适合加热食用。此外，白苏子油在打开后应尽快食用，因为油在氧化后无法转化为身体所需的营养，并且会阻碍代谢。不仅白苏子油如此，其他油在氧化后也是一样。

3 / 负分蔬菜

❋ 便利店的蔬菜营养价值很低

我想，大多数人都认为蔬菜有益健康，因为蔬菜可以帮助我们获得丰富的维生素和矿物质，这也是我们吃蔬菜的目的。

但在现代，蔬菜的营养状况有所改变。由于一次又一次的品种改良，以及曾经富含矿物质的土壤不再肥沃，蔬菜中维生素和矿物质的含量在过去 30 年里急速下降。

有的人说自己"平时都在吃蔬菜"，其实吃的都是便利店卖的袋装蔬菜，或是已经制作成沙拉的蔬菜。但便利店蔬菜的维生素和矿物质含量并没有那么充足。这么说不仅是因为蔬菜在便利店的贮藏环境下容易营养流失，还因为这些蔬菜是速成栽培生产的，我称之为"便利店式栽培"。

速成栽培指的是通过调节温度和光线促进蔬菜、花卉生长发育，用比普通栽培更短的时间收获的一种栽培方法。速成栽培出来的蔬菜外观与普通蔬菜相同，但营养价值远不如田地里种出来的蔬菜高。

营养是大地给予我们的东西。但现在即使是田地里种出来的蔬菜，其营养价值也在下降。有研究指出，由于农民为了提高生产效率使用了太多的化学肥料和农药，致使土壤中矿物质的平衡遭到破坏，农作物的营养价值也随之下降。

再进一步说，蔬菜与水果在被反复进行品种改良后，已经与以前大不相同。我小时候（20 世纪 60 年代）吃的蔬菜偏涩，水果也偏酸。现在蔬菜和水果都改良了，含糖量变高了，但蛋白质、脂肪酸、维生素和矿物质等其他营养素的含量却减少了。

如果你选择有机栽培的蔬菜和水果，就可以摄取更多营养。我老家有片地也在做有机栽培，那片地种出来的蔬菜味道非常地道，维生素和矿物质含量也更丰富。

总之，便利店里销售的蔬菜的维生素、矿物质含量是远远不够日常所需的。为了丰富食材，蔬菜必不可少，但别对其中的维生素和矿物质含量抱太多期待。

因此多吃富含蛋白质的食物更有意义，不过你也不用将蔬菜摄入量压低，想要补充维生素的话，还可以吃维生素营养品。

◆ 可以吃全麦粉、薯类等食物

用全麦粉即麦糠等非精制糖原料做的面包，可以吃一点。红薯和芋头等虽然糖含量高，但这些食物可以帮人体补充维生素和食物纤维等营养素，而且它们都是非精制糖类食物，所以也可以适量吃些。不过，糖尿病、癌症、胶原病患者应杜绝一切含糖食品。

如果你没有疾病，除了薯类，胡萝卜、藕、牛蒡等根茎类也能适量吃一些。不过薯类容易使人产生饱腹感，吃得太多会让你吃不下更为重要的蛋白质，所以吃的时候要控制好量。我平时吃薯类的量参考烤牛排配菜中烤土豆的量。

❀ 别喝蔬菜汁和果汁

果汁中的葡萄糖、果糖、玉米淀粉糖对人体的影响跟白糖是一样的。前面提到，白糖会使血糖急速上升，果糖和玉米淀粉糖的效果更甚。

你可以轻松在便利店买到运动饮料、标着"补充能量"或是"摄取每日所需维生素"的运动可吸果冻和维生素可吸果冻等产品。为了提升口感，制造商在这些产品中添加了很多糖，且不说补充了多少维生素，光是糖的量就已经超标了。因此，这些产品还是少喝为妙。

跟运动饮料相似，市场上所谓的有益健康的蔬菜汁也是你应该远离的对象。我们平时吃的蔬菜可没有那么甜，这些饮品的甜味来自各种添加剂。

如果你想补充水分，可以选择水、茶和黑咖啡。有人说黑咖啡里面也有糖，但每100g黑咖啡含糖量为0.7g，基本可以忽略不计。

最后，关于酒精饮料，请不要喝啤酒、清酒等酿造酒，可以喝白酒、白兰地、威士忌等蒸馏酒，以及含糖量较低的红酒。

第 **4** 章

用 ATP 激增组合提升效果

目前为止，我主要向大家介绍了通过饮食对抗抑郁症的方法。在第 4 章里，我会以补充营养剂为中心向大家介绍我的诊所的治疗方法。我的诊所灵活运用维生素、矿物质及蛋白质等营养补充剂，帮助患者通过营养疗法排解抑郁情绪。下面，我将介绍一些营养补充剂组合，尽管是适用于新手的基础产品，却能有效改善身体和心理状况，这就是"ATP 激增组合"。

1 / 什么是ATP激增组合

❋ 什么是ATP

在介绍营养补充剂之前，我们先来看看什么是ATP。

ATP（Adenosine triphosphate）指的是腺嘌呤核苷三磷酸，是由1个腺嘌呤核苷和3个磷酸结合生成的。ATP十分重要，可以为生物体储备和供给能量，也是能量传输的中介物质，被称为生物的"能量货币"。ATP之于人体好比电之于机器，机器没电无法运转，人体没有ATP将无法活动。

不管是活动肢体、动脑，还是呼吸、心脏跳动，或是消化吸收、合成各种激素，都要用到ATP。生物体进行能量代谢的目的就是根据需要生成 ATP。也就是说，拥有充足的 ATP 等于拥有充满活力的生活。

人体缺乏 ATP 会导致慢性疾病。如果任由其继续缺乏，还会对人体产生致命伤害。

食物中糖和脂肪所具有的能量只有转化为 ATP 之后才能为人体所用。然而，现代社会人们不良的饮食习惯——糖过量 + 蛋白质不足 + 维生素不足 + 矿物质（包括铁）不足，降低了人体能量代谢速度，导致人体缺乏能量，也就是缺乏 ATP。

❀ ATP 是如何合成的

要想身体生成足够的 ATP，我们需要摄取哪些营养呢？

合成能量的原材料是葡萄糖或脂肪酸。

* 以葡萄糖为原料

①糖酵解 = 糖的无氧氧化

葡萄糖分解为丙酮酸等有机酸并伴随着键能转换为 ATP 的代谢过程，被称为"糖酵解"。在这一过程中，每分子葡萄糖能生成 2 个 ATP。

②三羧酸循环 + 电子传递链 = 糖的有氧氧化

这一过程发生在线粒体中，代谢路径是葡萄糖→丙酮酸→乙酰辅酶 A →三羧酸循环 + 电子传递链，共生成多达 38 个 ATP。由此可知，三羧酸循环 + 电子传递链生成 ATP 的效率更高。在电子传递链中铁是不可或缺的要素。

* 以脂肪酸为原料

脂肪酸是脂质的构成成分。当能量代谢的原材料是脂肪酸时，代谢直接从糖的有氧氧化开始。脂肪酸合成乙酰辅酶 A，直接进到线粒体的三羧酸循环中。

如果是碳原子数为 16 的脂肪酸（即软脂酸），通过三羧酸循环 + 电子传递链可以生成 129 个 ATP。跟葡萄糖相比，脂肪酸生成 ATP 的效率更高。

所以，当你的饮食从以糖类为主变成"高蛋白 + 高

脂肪 + 低糖"模式之后，你就可以获得更多的 ATP。而这一代谢的顺利进行有一个前提：要有充足的维生素等辅酶、辅因子。

❀ 促使 ATP 激增的营养补充剂组合

那如何让身体合成更多的 ATP 呢？从结论来说就是摄取 "ATP 激增组合"。

· 铁（Fe）：甘氨酸螯合铁（菲洛可）

· 维生素 B：B－50 复合片

· 维生素 C：维生素 C－1000

· 维生素 E：维生素 E－400（含有 400IU D－α 生育酚）

铁：缺铁会导致三羧酸循环和电子传递链效率降低，当你体内铁蛋白值低于 10 的时候，最好拿出 2~3 个月来用于恢复铁蛋白值。当铁蛋白值达到 30~50 时，患者多在 1 个月后就能够感受到身体和心理状况变好。

维生素 B：缺乏维生素 B（特别是维生素 B_1）时，丙酮酸会无法通过代谢合成乙酰辅酶 A，三羧酸循环效率也会降低。

维生素 C：肉碱负责将脂肪酸搬进线粒体，而维生素 C 是合成肉碱的辅酶。

维生素 E：除了上面几种，我最推荐补充的是维生素 E。因为一旦缺乏维生素 E，你通过呼吸获得的氧气有 43% 会浪费在不饱和脂肪酸的自动氧化上。

氧气本应该用于线粒体内膜上的电子传递链，进行需氧代谢。被不饱和脂肪酸自动氧化消耗，不但造成浪费，还会造成血液黏稠度增加，使血液流动不畅。同时，细胞膜和线粒体膜等生物膜中的不饱和脂肪酸自动氧化，也会妨碍身体吸收氧、维生素、矿物质。

总之，有了维生素 E，氧气、维生素、矿物质被搬运进线粒体的过程会更加顺利。也就是说，维生素 E 能增强维生素 B 和维生素 C 的效果。

实际上，患者在补充服用维生素 E 后的实际体验要比单吃维生素 B+ 维生素 C 好得多。他们说前者带来的效果似乎是后者的 2 倍。

此外，关于维生素 E，还有几个注意事项。

维生素 E 包含 4 种生育酚和 4 种三烯生育酚，4 个种类分别用 α、β、γ、δ 命名。即 α 生育酚、β 生育酚、γ 生育酚、δ 生育酚和 α 三烯生育酚、β 三烯生育酚、γ 三烯生育酚、δ 三烯生育酚。

维生素 E 分为天然型（D 型）和人工合成型（DL 型）两种。

帮助代谢的辅酶中，天然维生素 E（D-α 生育酚）效果最佳。

D-α 生育酚含量最高的食物是小麦胚芽，然而日本人基本没有吃小麦胚芽的习惯，这导致很多人都缺乏维生素 E。

人工合成维生素 E（DL 型）虽然可以与辅酶结合，但会影响代谢酶的工作。所以请你选择天然维生素 E 的

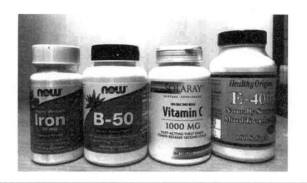

图 4-1　ATP 激增组合

营养补充剂。

最近，有很多报告称 γ 生育酚效果显著。因此，我现在一天服用 D - α 生育酚，一天服用 4 种生育酚混合制剂。

我的 ATP 激增组合在投入治疗后收到很多患者的好评。好多患者感觉自己更有活力了、代谢变好了、不再手脚冰凉、皮肤更好上妆了。

< 服用量参考 >

铁（Fe）：甘氨酸螯合铁（菲洛可）36mg/ 片，每晚 2~3 片，或者 27mg/ 片，每晚 3~4 片。

维生素 B：维生素 B-50 复合片，早晚各 1 次，每次 2 片。

维生素 C：维生素 C-1000 每天 3 次，每次 3 片。

维生素 E：维生素 E-400(含有 400IU D-α 生育酚) 每天早上 1~2 片。

* 铁不能跟维生素 E 同时服用。因此要间隔开，早上吃维生素 E，晚上吃铁剂。

在 B-50 中，维生素 B_1、维生素 B_2、维生素 B_6 等 B 族维生素各含 50mg。

C-1000 中有 1000mg 维生素 C。

E-400 中有 400IU 维生素 E（D-α 生育酚）。

不缺铁的男性只吃这三种营养补充剂就可以了。

对于精神病患者，我最推荐服用烟酸。上面推荐的组合是除此病以外所有患者的最佳选择。

2 / ATP 激增组合的效果

● 对于缺乏铁和蛋白质的女性来说，ATP 激增组合很有效

缺乏铁和蛋白质的女性铁蛋白值大多低于 30。我给她们的营养治疗方案自然是高蛋白低糖饮食 + 补铁，但有些女性在实际接受治疗的过程中很难做到减糖，也花了很多时间来调整饮食。

在临床实践中我们发现，如果从一开始就同时服用铁剂、维生素 B - 50 和维生素 C，治疗可以在短期内见效。

这一现象的原理是这样的：B 族维生素是丙酮酸脱氢酶的辅酶，在丙酮酸脱氢酶催化丙酮酸生成乙酰辅酶 A 的过程中发挥作用。除此之外，它们也是三羧酸循环

的辅酶。而维生素 C 是左旋肉碱的辅酶，在把脂肪酸搬进线粒体的过程中，左旋肉碱必不可少。

这就是说，铁 + 维生素 B‐50+ 维生素 C 是一个很好的搭配（维生素 B‐50 中有 50mg 烟酸）。

ATP 激增后会发生什么呢？答案是你能顺利地适应高蛋白低糖饮食，不像以前那么想吃糖了。如果你在维生素 B‐50+ 维生素 C 的基础上服用维生素 E 的话，能在更短时间内见效。

维生素 E 有助于改善血流情况，减少血管斑块，降低血液黏稠度，抑制血液中不饱和脂肪酸的自动氧化，减少氧气的浪费。维生素 E 还能预防生物膜（细胞膜、线粒体膜）上脂肪酸的自动氧化，提高线粒体内氧气、维生素和矿物质的含量。

可以这么说，加上维生素 E 之后，B 族维生素（包括烟酸）和维生素 C 等水溶性维生素的效果会成倍增加。

这个组合不仅是治疗抑郁症和惊恐症的良方，在治疗精神分裂症和摄食障碍方面也有同样的效果。另外，请记得一定要选用天然维生素 E。

● 患有多动症和学习障碍的男孩，长期服用 ATP 激增组合可痊愈

在患有发育障碍的男孩身上，ATP 组合也十分有效。有一名小学 4 年级的男孩被诊断为患有自闭症、多动症和学习障碍。他不擅长与人交流，学习成绩不好，也不喜欢运动。他的验血结果显示 BUN 值是 13.7，铁蛋白值是 24，所以我指导他进行高蛋白低糖饮食，辅以铁剂（Ferrum），同时服用诺奥牌补铁胶囊和维生素 B-50+维生素 C-1000+维生素 E-400 的组合。

缺铁对男性的伤害不亚于女性。如果母亲缺铁，那她的儿子也很容易缺铁。

多动症和学习障碍患病率的男女比约为 4：1，患者中男孩明显多于女孩。同样是缺铁，男孩比女孩更容易患上多动症和学习障碍。

男性铁蛋白值低于 100，相当于女性铁蛋白值低于 50，而男性铁蛋白值低于 50 则相当于女性铁蛋白值低

于10，即这个男孩缺铁状况已经十分严重。

服用营养补充剂2个月后，男孩变得食欲旺盛，也吃得下肉了。因为他喜欢吃米饭，所以没能做到低糖饮食。但相比之前，他的情况确实变好了——精力比以前更加集中，也能完成作业了。

当他上了6年级时，BUN值变成了12.2，铁蛋白值涨到了55。尽管他还是不想喝蛋白粉，仍旧爱吃米饭，没能实现低糖饮食。但是他一直坚持着吃营养补充剂的习惯。

在这期间他的变化如下：首先，他的体格变强壮了；他曾经瘦得皮包骨头，现在有了结实的肌肉；其次，他从以前的后进生变成了尖子生，成绩进步十分明显，理科考试他能拿到100分了。语文仍旧是他的弱项，但他的朗读有了进步。

虽然他没能做到高蛋白低糖饮食＋蛋白粉，但在1年时间里他通过ATP激增组合提高了学习成绩。最近，我正努力劝他喝点蛋白粉。因为他目前还处于缺乏蛋白质的状态，如果这个短板补上了，那么他的生活会过得更好。

◈ 对抗贪食症的最强武器：蛋白粉 +ATP 激增组合

一位 30 多岁、育有一个孩子的女性从 2017 年开始受到过食症的困扰。她说自己饮食过量却不会呕吐，体重在半年多的时间里增加了 10kg。一到晚上，她会吃掉家里所有的东西——这其中自然包括像面包、糕点和饭团等含有精制糖的食品。

她 2018 年 1 月来到我的诊所。来就诊时，她这样说道："我看到网上说抗癫痫药托吡酯 (TOPINA) 能治疗过食症，所以想请你帮我开一点。"我给她开了托吡酯、Ferrum 和聚普瑞锌（Polaprezinc），并指导她进行高蛋白低糖饮食。她也开始服用诺奥牌补铁胶囊 + 维生素 B－50+ 维生素 C－1000+ 维生素 E－400 的组合了。

到了 2 月，她说自己每天都在努力吃鸡蛋和肉类，过食症得到了缓解，情绪变得更加稳定，也很少感到焦躁不安了。托吡酯也起效了，于是我推荐她在餐后服用蛋白粉，每天 3 次，每次 10g。

3 月，吃了蛋白粉之后的她整个人变得特别有活力，就连以前做起来很吃力的家务现在也能轻松完成。因为过食症消失了，她就停止服用托吡酯了。

发现自己的治疗见效很快，于是她把母亲和儿子也带到我的诊所，给他们预约了血液检查。

过食症是典型的重度质性营养失调。患者血液检查的结果显示他们体内缺乏蛋白质、锌和铁，而且过量摄取精制糖会导致他们体内缺乏维生素。这些都会导致 ATP 生成不足，于是身体就会寻求精制糖，以通过糖酵解获得 ATP，但生成的 ATP 太少，又陷入恶性循环。

托吡酯虽然可以抑制过食，但它只是对症疗法。蛋白粉和 ATP 才是最强组合，只要好好践行，也许 1 个月就能治愈。

葡萄糖需氧代谢的主酶是蛋白质，辅酶、辅因子是维生素和矿物质。需氧代谢可以得到大量的 ATP，也能促进脂肪酸 β 氧化，人就不会过量摄入糖了。

有些人虽然不是过食症但也总是戒不了甜食，我推荐这些人也试试蛋白粉 +ATP 激增组合。不仅可以减肥，也有助于迅速恢复活力，改善肌肤状况。

❂ 我的治疗方法与三石严先生的治疗方法

我从 2013 年开始推行营养疗法，到现在已经过去了 5 个年头，我的治疗方法也终于与三石严先生的疗法取得相同的成果了。三石严先生是我很尊敬的一位物理学者，他提倡分子营养学（三石理论），著有《自然治愈健康谈》① 一书。

5 年前我初次阅读这本书时，根本理解不了书中理念，因为书中内容与我以前所接触的完全不同。我一度怀疑，这种治疗真的能治愈疾病吗？

三石先生在他的书中强调道："日本人的饮食习惯易导致体内缺乏蛋白质，缺乏蛋白质又会导致慢性病……DNA 中记录着用于维持生物体健康的蛋白质的制作方法……也就是说，缺乏蛋白质就无法维持生物体的健康。"

三石理论的治疗原则是高蛋白质饮食 + 大剂量维生

---

① 日文书名『自然治癒の健康相談』。

素＋自由基清除剂（抗氧化剂）。之后我把三石先生的书籍、资料和研究成果都读了一遍，在 Facebook 上开设了专栏"自然治愈健康谈"，共计发布 39 篇文章。我像抄写经书一般不断地把他的文章用电脑打出来。在这个过程中，我慢慢地理解了他讲述的原理，但当时还没将其应用到治疗阶段。

2017 年 7 月，我推出了"ATP 激增组合：铁 ＋ 维生素 B－50+ 维生素 C－1000+ 维生素 E－400"。之后我学习了欧美的分子矫正医学（营养疗法），就将其纳入我的疗法中。结果，我的疗法就逐渐接近《自然治愈健康谈》的理念了。我在这里要再次感谢三石严先生。

3 ／ 大剂量维生素疗法的由来

❂ 医学界权威对维生素的攻击

我为了学习分子矫正医学理论，阅读了提倡者诺贝尔奖得主莱纳斯·鲍林和精神科医生亚伯罕·贺佛博士的原著。贺佛博士是加拿大人，是分子矫正医学领域的奠基人之一。他提出的泛缺乏症（Pandeficiency Disease）——缺乏蛋白质、必需脂肪酸、维生素和矿物质等全部营养素，这种状态其实就是我所说的质性营养失调。

下面是贺佛博士收到的来自患者的问题和他的回答。

提问：维生素这么有效，为什么我的主治医生不给我推荐呢？

回答：因为他们不知道。他们接受的医学教育没有营养学和维生素的内容。欧美医学有一个前提："发达国家没有营养障碍的现象"。所以当患者咨询医生维生素的效果时，他们的反应是"我没听过相关研究""维生素是不可能有效果的"。

（引自 Abram Hoffer, Andrew W Saul: Orthomolecular Medicine for Everyone）

从 20 世纪 50 年代起，运用维生素营养品的疗法就被医学界权威无视甚至受到攻击。

例如一名叫舒兹的医生的研究结果显示，大剂量维生素 E（D-α 生育酚）能有效改善冠状动脉疾病和动脉硬化。但所有医学杂志都拒绝刊载他的研究成果。

于是，舒兹医生自己创办医学杂志并刊登他的研究成果，但医学界认为他这个做法属于造假。

舒兹自己制作了大剂量维生素 E 想送给患者，却被美国邮局以"不能销售含有虚假信息的药物"为由拒绝邮送。

还有一个例子。美国医生弗雷德里克·克莱纳曾在 20 多种医学杂志上发表论文，表明大剂量（10~100g）

维生素 C 能有效对抗病毒和细菌感染。但是医学界完全无视了他的成果。

到了 60 年代，贺佛博士的研究表明烟酸 + 维生素 C 能有效治疗精神分裂症。这一成果通过精神科领域的首次随机对照试验得到证实。

然而，美国精神病学杂志（*Am J Psychiatry*）却拒绝刊载他的文章，甚至说"今后将不会受理贺佛的文章"——即便他已经写了 200 多篇论文。

1972 年，鲍林的论文《维生素 C 对癌症的效果》被美国科学院院报退稿。美国科学院院报在以前的 58 年中一直坚持着一个原则：将所有会员的论文都刊登出来。鲍林也是会员之一。但这一次，美国科学院院报不惜改变这一原则，拒绝了鲍林的论文。编辑部给出的理由是，他的论文可能会给癌症患者带去"错误的希望"。

时至今日，年轻医生在医学院学习时，学到的还是"疾病需要用药物治疗，世界上不存在营养失调，用维生素进行治疗的做法是很虚假的"。他们并不知道过去的研究成果。可以说，直到 20 世纪末，医学界和制药界一直控制着医药界的信息。

但进入 21 世纪后，人们可以借助搜索引擎主动获得各种信息。从今往后，我们将会迎来一个新的时代——非医疗专业的人也能自己管理身体健康、调节身心不适。

❋ 如果开发神经系统新药

我常在精神医疗学会上听到，现在市面上销售的阿尔兹海默症治疗药物有 4 种。2018 年，法国社会医疗保险局以这些药剂效果不明显为由决定将其从可报销药物清单中剔除。近期大型制药公司有关阿尔兹海默症治疗药物的临床研究进展不顺，有公司宣布要退出该研究领域。

直到 10 年前，还有机构称有希望研究出防止 β 淀粉样蛋白沉积的疫苗，β 淀粉样蛋白沉积是导致阿尔兹海默症的罪魁祸首，但现在似乎并无进展。

出现这种状况是意料之中的。药物并非人体内本来就有的物质，它会阻碍酶在代谢过程中发挥作用。特别是阿尔兹海默症的药物，如果存在阻碍作用，将很难大幅改善病情。对药物研发机构而言，成功的概率如此之低，恐怕研究很难持续下去。

如果我是新药负责人，我会改变思路——人体缺乏必需物质导致神经元营养失调，所以疾病才会越来越严重。贺佛博士关于分子矫正医学理论的书中也提到了这一点。

神经系统的疑难杂症尤其需要大剂量的烟酸和维生素 B_1。

那么我的提议是，按照下面的成分制作新药怎么样？

每片药中包含以下成分：

烟酰胺 500mg

烟酰胺以外的维生素 B - 50 复合成分

苯磷硫胺 150mg（维生素 B 衍生物）

维生素 C - 1000mg

维生素 E - 100IU（D - α 生育酚）

卵磷脂

一开始每天服用 1 片，逐步增加剂量到每天 6 片。

注意事项：如果想吐，可能是烟酰胺导致的，需要减少烟酰胺的剂量。如果拉肚子，有可能是维生素 C 引起的，要减少维生素 C 的剂量。

此外，可以添加具有抑制糖类合成的糖尿病治疗药物二甲双胍。有人担心二甲双胍可能会降低维生素 B_{12} 的浓度，但维生素 B‐50 中含有维生素 B_{12}，所以整体上剂量没有问题。

这种药物不仅对阿尔兹海默症有效，对莱维小体病、额颞叶痴呆、帕金森病等神经系统疑难杂症同样有效。此外，我认为这种药对儿童的多动症和学习障碍也有效果。

不过，患者能否坚持进行高蛋白低糖饮食 + 蛋白粉就要靠家人的帮助了。

❋ 保持身心愉快的自我管理方法

下面我们来复习一下前面提到的内容。

·控制糖

·通过蛋白粉摄入蛋白质（日常饮食注意多吃肉）

·ATP 激增组合（女性一定要摄入铁剂）

然后如果能在以上饮食的基础上再加上维生素 A 和维生素 D 的话治疗抑郁的效果会更好。精神分裂症可以通过大量摄入属于 B 族维生素的烟酸来改善症状。此外，我还根据患者症状添加卵磷脂等营养补充剂，对症下药。

我的诊所使用的维生素价格都不高，给大家介绍的都是在网店也能买得到的性价比很高的营养补充剂。我也没有任何厂商赞助，给大家推荐的都是我根据营养补充剂的品质、价格和效果等选出的产品。

❀ 我的日常饮食与营养补充剂

每日食谱

早上：2 个鸡蛋做成的煎鸡蛋卷，蛋白粉 30g，水果少许。

中午：三角奶酪 2 个，蛋白粉 60g。

晚上：以肉类和鱼类为主。

只有周六晚上去饭店享受美食，不过不吃含糖食品。

表 4-1　每日营养补充剂

营养补充剂	服用次数
维生素 C - 1000 ×（6~9）	早中晚各服 1 次，共 3 次
维生素 B - 50 × 3	
烟酸 500mg × 3	
柠檬酸镁 200mg × 2	早晚各服 1 次，共 2 次
大量水合物（MegaHydrate）（抗氧化剂）× 2	
苯磷硫胺 × 1	仅早上服 1 次
硒 200μg × 1	
诺奥 Omega - 3（Ultra Omega - 3）× 2	
维生素 A - 25000IU × 1	仅晚上服 1 次
维生素 D - 10000IU × 1	
维生素 E - 400IU × 5（D - α 生育酚和混合生育酚交替服用）	
三烯生育醇（混合三烯生育酚）× 1	
锌（Optizinc）30mg ×（3~5）	
还原型辅酶 Q10（Ubiquinol）100mg × 2	
乙酰左旋肉碱 500mg × 2	
R - 硫辛酸 × 1	
卵磷脂 × 3	

禁吃食物

一切反式脂肪酸（人造黄油、起酥油）。

一切精制糖。

第 **5** 章

营养疗法改善病例集

我认为能提供真实治愈病例的治疗方法才是值得信赖的。也许你觉得这是再正常不过的道理，但其实有很多养生和治疗方法都只停留在理论阶段，并没有实际病例作为依据。在这一章里，我会介绍一些通过此治疗方法得到治愈的病例，这些患者都接受了前文中的饮食指导和大剂量维生素疗法。

1 / 病例意味着什么

◈ 认真诊断患者病情后才敢说的事

网上流传着各式各样的信息——"某某养生法很好""某某治疗更有效"，等等。站在非专业人士的角度来看，这些信息好比不同医生的观点，让人难以判断到底哪种说法更合理。

普通人只能根据自己的体验进行判断，所以对他们来说 N（病例数）=1。而以日本为例，坐诊医生每周有 2 个上午出门诊，所以对坐诊医生而言，N ≈ 200。

我作为私人诊所医生，从早到晚都在门诊坐诊，我的 N=1000~1500，所以相比日本医院的坐诊医生，可以用更多的病例数量来验证治疗效果，展示实际治愈的病例也更方便。

我坚信"高蛋白低糖饮食＋铁＋分子营养学（三石理论）＋分子矫正医学"是最好的营养治疗方法。实际上，通过这一方法来治愈抑郁症、惊恐症等精神疾病的病例有很多。无论多好的理论，如果没有实际治愈病例的话，就没有意义。

相比之下，那些不顾患者体验和实际治疗效果，只重视论文论证逻辑的医生是缺乏可信度的。

想要用论文论证逻辑，应该先以所有人都能接受的形式证明论文观点没有偏颇、没有杜撰。我想患者不会在乎理论如何，他们最想知道的是治愈的方法。患者在判断一个治疗方法是否有效时，会希望可以先确认该种疗法是否有实际治愈病例。

❀ 血液化验数值

在我介绍的病例中，你会经常见到一系列数值——患者就诊时血液化验的各项化验值。可以把这些数值看作实行营养疗法过程中的指标，它可以衡量血液里蛋白

质和铁的含量。下面介绍几个常见的检测项目。"正常
参考值"是指以大量身体健康人士的检查数据为基础，
通过统计学算法得出的数值，95% 的人的检查结果应在
这个参考值范围以内。

　　另外，BUN（血尿素氮）、MCV（平均红细胞体积）
以及铁蛋白值的参考值是根据我的诊所单独制定的标准
进行判断的，以下用"本诊所目标值"表示参考值。

　　·BUN（血尿素氮）　指血液中的尿素里所含有的氮。
检查结果高出参考值的诊断为肾功能不全、低于参考值
的则为蛋白质摄取不足（重度肝功能不全也会导致 BUN
值低下）。

　　○ 正常参考值　8~20（mg/dL）

　　● 本诊所目标值　15~20（mg/dL）

　　·RBC（红细胞计数）　指红细胞的数量，如果未
达到最低参考值可能是贫血。

　　○ 正常参考值　男性：（4.3~5.7）×10^{12}/L

　　　　　　　　　女性：（3.8~5.0）×10^{12}/L

·HGB（血红蛋白） 指血液含铁量，未达到最低参考值可能是贫血。

○ 正常参考值 男性：130~166（g/L）

女性：114~146（g/L）

·MCV（平均红细胞体积） 指红细胞的大小，未达到最低参考值可能是缺铁性贫血，而超过最高参考值则可能是缺乏维生素 B_{12} 和叶酸。

○ 正常参考值 80~100（fL）

● 本诊所目标值 95~98（fL）

·铁蛋白值 指储存铁的蛋白质含量。

○ 正常参考值 男性：20~220（ng/mL）

女性：10~85（ng/mL）

● 本诊所目标值 100（ng/mL）

✦ 关于铁蛋白值

众所周知，缺铁会导致贫血。贫血患者中最常见的就是"缺铁性贫血"。血液中血红蛋白的成分以铁为主，它承担着将进入身体的氧气运输到身体各处的重要作用。有了氧气人体才能进行代谢，从而产生维持生命的能量。这个过程中，铁发挥着不可替代的作用。

体检时衡量体内铁含量的是血红蛋白值，而判断体内是否真正缺铁则要看"铁蛋白值"。

血红蛋白活跃在血液中，而铁蛋白分布在肝细胞中及全身各处，是可以储存铁的蛋白质。如果血液中铁含量不足，铁蛋白中的铁就会被释放出来用于调整血液中的铁含量。因此，如果血红蛋白值正常而铁蛋白值低下的话，就说明铁的余额不足，身体就会出现缺铁的症状。用钱来打比方的话，平时放在钱包里用的现金好比血红蛋白，银行里的存款好比铁蛋白。要想知道一个人到底有多少钱，不光要看他手头有多少现金，还要看他有多少存款。

一般体检是不会检测铁蛋白值的。不过现在，越来越多的医院认识到铁蛋白值的重要性，开始检测患者的铁蛋白值了。

$2 /$ 治愈之路

● 【病例】独自生活的轻度抑郁症女性

这位女性年龄在 45~49 岁。2017 年 2 月，她最敬爱的奶奶去世了。2 个月后，她的女儿参加了工作，并从家里搬出去住。自打那时起，不知是不是因为寂寞，她总是心情郁闷，晚上睡觉不踏实，易失眠，有时还会泪流不止。虽然食欲还可以，但是那段时间特别嗜甜。

于是 4 月她来我的诊所就诊，诊断结果是轻度抑郁症。血液化验结果是 BUN 值 10.3、铁蛋白值 14，明显缺乏铁和蛋白质。初诊时我开的处方是：增加血清素的盐酸舍曲林片（Jzoloft）25mg+ 止呕灵（Dogmatil）50mg+ 美乐适（Meilax）0.5mg+ 铁剂（Ferrum）。另外，我还指导她进行高蛋白低糖饮食。

5 月，她变得更具活力，晚上也睡得更踏实了。她一改往日习惯，控制点心和果汁的摄入量，开始每天吃鸡蛋和肉类。因为状况有所好转，所以她没有再服用抗焦虑的美乐适。

等到 7 月她来复诊时，说自己精神饱满。她的血液化验结果是：BUN 值 17.7，铁蛋白值 29，这两项都在稳步上升。在这一阶段她停用了抗抑郁的止呕灵。

到了 10 月份，她完全恢复了健康，有时甚至会忘记吃药。于是我减少药量，让她隔日服用抗抑郁药盐酸舍曲林片，再观察一段时间。与此同时我建议她摄取维生素 B‐50+ 维生素 C‐1000+ 维生素 E‐400。

自从她开始服用维生素之后，就变得更有活力了。皮肤也变好了，所以她特别高兴。在停了盐酸舍曲林片之后病情也没出现任何反复，所以我只给她开了铁剂。

这时她的血液检查结果是 BUN 值 11.6，铁蛋白值 59，铁蛋白值明显提高了。这位女性通过高蛋白低糖饮食 + 铁剂的方式在不到半年的时间内摆脱了药物。如果你总是忘记吃某一种药，那么说明你基本可以停止服用这种药了。

她在恢复健康后虽然没有继续高蛋白质饮食，但她的铁蛋白值已经比以前高了，并且开始实践大剂量维生素疗法，所以还是比以前更健康。

还有一位 45 岁的女性从来我的诊所就诊半年前起，开始受到职场人际关系问题的困扰。不知道是不是因为压力太大，她的身体状态也开始变差了，不但不喜欢工作中的会面，早上起床时也总是感到疲惫，因此时不时地请假。但她即便请假在家，也不见身体有什么好转，更不想做家务。

她的血液化验的结果显示：BUN 值为 11.3，铁蛋白值为 6。很明显，她是典型的"重度缺铁、缺蛋白质"。

按照精神科医生的诊断，她患的是抑郁症。我认为，其实是营养不良造成她思维不灵活，容易走极端。另外，她对一些小事会过于敏感，容易陷入不良情绪。一旦情绪低落将很难走出来。换言之，她调节情绪的能力变差了。

如果她好好补充铁和蛋白质，改善身体营养状态，身体就能正常分泌神经递质，思维就会变得更加灵活，她的情绪就不会因为细小的事情而波动。即使有什么事情让她一时情绪不稳，她也能马上调整好状态。

的确，精神状态不好很大程度上是因为职场环境压抑。但是，职场环境无法在短时间内得到改善，重要的是我们要稳住自己，灵活应对周围环境。当你的营养状态改善后，你对抗人际关系方面压力的能力就会变得更强。这样一来，你就不会过分拘泥于工作和人际关系的细枝末节，不再压抑自己，堂堂正正地表达自己的意见。

这个病例告诉我们，缺乏铁和蛋白质是导致女性患抑郁症的罪魁祸首。为了增强抗压能力，蛋白质、铁和维生素 B–50+ 维生素 C+ 维生素 E 是最有效的组合。

❀【病例】因抑郁症不断争吵的夫妻

接下来介绍的是一位医生的病例，她年龄在 40~44 岁，现在有 3 个孩子。2004 年她生下头胎后患上抑郁症，一直在她家附近的精神科诊所接受药物治疗。因为身体原因，她生完孩子之后就没再工作。

她说精神科医生近几年给她开的都是帕罗西汀（Paroxetine）40mg，一旦减少用量她的症状就会恶化。

她丈夫读过我的书，于是在 2017 年 10 月，她听从丈夫的建议来到我的诊所就诊。受抑郁症影响，她平时嗜睡，疏于家务和育儿。而且她月经量多，经期结束后更是浑身酸软无力。她跟丈夫的冲突不断升级，甚至到了离婚的地步。她的 3 个孩子里，有 2 个总是逃学，这也让她忧心忡忡。

她的血液化验结果是 BUN 值 9.2、铁蛋白值 11。很明显，她缺乏铁和蛋白质。我在给她开的处方中增加了几项，帕罗西汀 40mg 不变，加上高蛋白低糖饮食、蛋白粉（每千克体重 ×0.5g）、铁剂。营养补充剂方面，我让她吃的是诺奥的补铁胶囊 36mg+ 维生素 B‑50+ 维生素 C‑1000+ 维生素 E‑400。

11 月，她恢复得不错，能参加社区和孩子学校的活动了。这期间还在坚持服用蛋白粉。我建议她每天再补充维生素烟酸 100mg，2 片。

到了 2018 年 2 月，她变得更有活力，也能积极地做很多事情了。这时她的血液检查结果为 BUN 值 21.6、铁蛋白值 72，有了很大提高。

她的家庭氛围也恢复了和谐，摆脱了家庭破碎的危机。她让孩子们也服用维生素补充剂，孩子们的叛逆情绪也逐渐平复了下来。她也有余力教孩子们做功课了。她的丈夫也开始服用营养补充剂，一段时间后也感到情绪变得更稳定了。

于是我让她增加烟酸的服用量，并每隔 2 周减少帕罗西汀 10mg。

她的症状属于典型的产后缺铁、缺蛋白质。在蛋白粉 +ATP 激增组合（铁、维生素 B‐50、维生素 C‐1000、维生素 E‐400）的作用下，这些症状在短短 3 个月里就得到明显改善。维生素 E 还能有效改善经血过多。她在接受治疗后，体内蛋白质和铁含量都得到显著提高。

她的孩子不去上学很可能也是由于缺乏铁和蛋白质。也许调理 3 个月他们就能重返校园了。

1 年以后，她又能像 10 年前那样正常做家务了，也能参加家委会等的活动了。

她那 3 个孩子的蛋白粉摄入量不太稳定，但都比以前更愿意去上学了。

< 改善女性抑郁症状的参考量 >

ATP 激增组合: 铁 + 维生素 B‐50+ 维生素 C‐1000+ 维生素 E‐400。

铁剂：推荐 3~4 片，27mg/ 片，或 2~3 片，36mg/ 片。

基本用量：

2 片维生素 B‐50，早晚各一次。

3 片维生素 C‐1000，早中晚各一次。

1~2 片维生素 E‐400，每天早上服用。

（铁剂晚上服用）

大剂量：

3~6 片维生素 B‐50，早中晚各一次。

9~12 片维生素 C‐1000，早中晚各一次（肠道耐受量的三分之二左右）。

3~5 片维生素 E‐400，每天早上服用。

❋ 【病例】产后抑郁导致思维不活跃的女教师

接下来介绍的是一位女教师的病例，她的年龄在

25~29 岁。她在 2012 年生了头胎，休完产假后于 2015 年 4 月重返工作岗位。

但她刚回到工作岗位，就感受到了身体不适。不但时常头痛，早上恶心想吐，还拉肚子。她的心情也随着身体状况变差而变得忧郁。随着时间一天天流逝，她的焦躁感越来越强。明明是授业解惑的老师，可脑子根本转不动。到了晚上完全睡不着，就算睡着也总是惊醒。早上刚醒来的状态变得越来越差。

除此以外，她有时会没有食欲，但有时又暴饮暴食，体重波动很大。

她的丈夫实在看不下去，就在 2015 年 6 月带她到我的诊所就诊。身高 153cm，体重 51kg，血液化验结果为 BUN 值 14.7、铁蛋白值 23。面对提问，她反应迟钝，大脑运转速度明显处于较低水平。

我建议她高蛋白低糖饮食，给她开处方药：盐酸舍曲林片 25mg+ 止呕灵 100mg+ 美乐适 0.5mg+ 铁剂。7 月，她的病情基本稳定，于是回到了工作岗位上。

但停止治疗 3 个月后，11 月她又前来就诊。因为有一天她出门时恶心想吐，到了学校之后因过呼吸被紧急送诊了。

于是她再次开始服用我开的处方药，盐酸舍曲林片增加到 50mg，并暂停工作。2016 年 1 月，她重新有了精神，但还是没法一个人出门。饮食方面，还在坚持多吃鸡蛋和肉类。晚上睡得还不错，所以停了美乐适。

到了 2 月份她的血液化验结果是：BUN 值 13.0，铁蛋白值 114。她恢复了健康，继续工作也变得有可能。于是她接受了复职培训，并在 4 月份顺利回到了工作岗位。到了 7 月她再来复诊时，状态已经非常稳定，工作也很顺利，所以我让她把盐酸舍曲林片、止呕灵和铁剂的服用频率减为每日 1 次。9 月，她的血液化验结果是：BUN 值 19.9、铁蛋白值 100。她体内的蛋白质含量也逐渐稳定了。她说自己状态不错，"今年基本没苦夏"。

2018 年 7 月她来复查时，说自己 4 月份工作调动，调动后工作上也没有出现什么问题。经检查，她确实很健康，通过对答也可以看出她头脑灵活，状态很好。她坚持着多吃鸡蛋和肉类的好习惯，但不敢完全停药，我就建议她偶尔吃药就行。

这位女教师是典型的产后缺铁、缺蛋白质的患者，好在她听取我给出的饮食建议，认真摄取动物性蛋白质，补充铁，BUN 值提高到了 19.9。在给身体补充足够的铁和蛋白质后，苦夏的症状就会消失。她初诊时（2015 年）

我的诊所还没开始推荐患者服用蛋白粉，因此她用了较长时间来恢复健康，如果用蛋白粉 +ATP 激增组合的话，也许她能恢复得更快。

✿【病例】产后抑郁，爱发脾气的女性

接下来是一位年龄在 30~34 岁的女性的病例。她在 2016 年 12 月生产，生完孩子之后一直很烦躁。有时甚至因为一些小事就向她的丈夫发脾气。一到晚上她的脑子就会变得很混乱，甚至有几次严重到叫救护车去急诊的地步。于是她回到娘家疗养。

那里的内科医生给她开了中药抑肝散和补中益气汤，她的病情逐渐稳定。

2017 年 11 月她回到自己家里以后，又变得很焦虑，经常冲她的丈夫发脾气。

2018 年 2 月，她来到我的诊所就诊。血液化验结果为 BUN 值 16.2，铁蛋白值 33。她说自己好像是经前期综合征（PMS）恶化了。我让她继续每天喝 3 包抑肝散，3 包补中益气汤，给她开了铁剂并推荐了蛋白粉，指导

她进行高蛋白低糖饮食，还让她服用诺奥牌补铁胶囊 + 维生素 B‑50+ 维生素 C‑1000+ 维生素 E‑400。

到了 3 月，她恢复得不错，经前期综合征治愈了，生活上也没有什么烦恼了。她的丈夫似乎很惊讶于她脾气变好了这件事。她继续摄取鸡蛋和肉类，但没服用蛋白粉。因为她的症状得到了改善，所以我将中药服用量从 3 包降至 2 包。

生完孩子之后，一部分女性会冲丈夫发脾气，这是很常见的。这是由于女性处于缺乏铁和蛋白质的状态，很多患者铁蛋白值甚至低于 10。

我想，有很多夫妻不和的原因之一很可能是妻子健康出了问题，缺乏铁和蛋白质。

高蛋白低糖饮食 + 铁剂是治疗的基础组合，但仅靠这些来改善病情是很费时间的。如果辅以铁 + 维生素 B‑50+ 维生素 C‑1000+ 维生素 E‑400 的 ATP 激增组合的话，你将会感受到 4 倍于基础组合的效果。再加上蛋白粉，效果更强。

另外，维生素 B_6+ 维生素 E 对治疗经前期综合征非常有效。

至于铁的用量，我的推荐是：27mg/ 片，3~4 片，或 36mg/ 片，2~3 片。

＜治疗产后抑郁所需维生素基本量＞

维生素 B‑50：2 片，早晚各 1 次。

维生素 C‑1000：3 片，早中晚各 1 次。

维生素 E‑400：1~2 片，每天早上服用。

铁：晚上服用。

＜产后抑郁症状较重时需要大剂量维生素＞

维生素 B‑50：3~6 片，早中晚各 1 次。

维生素 C‑1000：9~12 片，早中晚各 1 次（肠道耐受量的三分之二左右）

维生素 E‑400：3~5 片，每天早上服用。

✿【病例】妊娠期抑郁症的女性

这位女性初诊年龄在 25~29 岁。2012 年，她产下二胎后患上了抑郁症，来到我的诊所就诊。她的血液化验结果为 BUN 值 9.8、铁蛋白值 19。在进行高蛋白低糖饮食，服用盐酸舍曲林片、止呕灵、枸橼酸亚铁钠片剂（Ferromia，铁剂）后，她的症状得到明显改善，所以最近，我只给她开了枸橼酸亚铁钠片剂。

2017 年起她读了我在 Facebook 上写的文章，开始服用蛋白粉和大剂量维生素，感到身体又充满了活力。

2017 年 7 月，她怀上了第三胎。血液化验的结果是白蛋白 4.6、BUN 值 10.2、铁蛋白值 83。我让她增加高蛋白低糖饮食的强度，并继续坚持每天服用 20g 蛋白粉。

但是 2018 年 3 月，也就是怀孕第 9 个月，她变得心情低落，还总是哭泣。这时血液化验结果显示，白蛋白值 3.5，BUN 值 10.0，铁蛋白值 28。她说自己只是偶尔喝一点蛋白粉，我便指导她增加蛋白粉摄入量，改为每天 20g×3 次。

由此可知，即使像平常一样服用蛋白粉和铁剂，孕期的女性体内白蛋白和铁蛋白数量还是会急速降低。这位患者即使在正常状态下 BUN 值也仅为 10 左右，可以推测，她再次患上抑郁症的原因就在于她的身体持续缺乏蛋白质。这样的女性患者在确认怀孕后，应该积极摄入蛋白质，参考摄入量是：按化学评分换算，每日应按照每千克体重×2g 的标准摄入蛋白质，其中至少要通过蛋白粉摄入一半量的蛋白质，其余可通过饮食摄入。

因此，一位体重为 50kg 的女性每日需要补充蛋白粉 20g×3 次。

✦【病例】贫血导致的惊恐症

下面介绍的是一位年龄在 40~44 岁的女性的病例。她是一名家庭主妇，有两个孩子。中学时期曾患贫血，服用药物进行过治疗。2015 年，她突然开始心悸，并持续失眠，以为自己是到了更年期，于是去看了妇科，但没查出具体是什么病。

到了 2016 年 12 月，她身体状况又突然变差了，开始感到胸闷气短，喉咙堵塞，头昏昏沉沉的，有时还有耳鸣。去参加聚会，她会突然感到不适，头晕眼花，动弹不得。

2017 年 1 月，她来到我的诊所就诊。当我问起她的饮食习惯时，她回答道，自己喜欢吃甜食，也常喝果汁。

她的血液化验结果是 BUN 值 12.7、铁蛋白值 42，属于重度缺乏蛋白质。于是我给她开具的处方是：进行高蛋白低糖饮食，辅以盐酸舍曲林片 25mg+ 止呕灵 50mg+ 美乐适 0.5mg+ 铁剂。

服药后的第 2 个月，她说自己状态稳定了，以前不太吃的鸡蛋和肉类，现在也能保证摄取。因此，我给她停用了美乐适。

到了 4 月，她完全恢复了精神，喉咙堵塞感也减轻了。血液化验结果是：BUN 值 13.4、铁蛋白值 84。于是我让她把盐酸舍曲林片和止呕灵减量到隔日服用。

到了 9 月，她的咽喉堵塞感和其他的症状完全消失，说自己的身体已经没什么问题了。她还在服用铁剂，但经常忘记吃其他精神药物——她已经不需要它们了。

于是我让她只服用铁剂，停用其他药物。

2017 年 12 月，她 的 血 液 化 验 结 果 是 BUN 值 13.2、铁蛋白值 100。在体内铁含量达标之后，她恢复得很好。这可以说是一个改善缺铁的典型病例。

● 【病例】受惊恐症困扰的女性

下面是一位年龄在 45~49 岁的女性的病例。她于 2006 年初次生育。2010 年的某一天，她坐电车时突发惊恐症，后来在乘坐升降电梯时又发作了。于是她越来越担心自己的病情（预期焦虑），就去家附近的精神科诊所就诊。

那家诊所给她开了帕罗西汀，她服用后症状得到缓解。

2015 年，诊所将她的帕罗西汀药量减少，从减到三分之一开始，直至停止用药。

但是这一年 10 月，她的惊恐症再一次发作。不但经常呼吸困难，没法做家务，也得不到丈夫的理解，这使她在精神上被逼入绝境。

2016 年 1 月她到我的诊所就诊，血液化验结果是 BUN 值 12.1、铁蛋白值 8，即处于极度缺铁、也缺乏蛋白质的状态。除了惊恐症的症状之外，她说自己猛地站起来时还会头晕目眩。

饮食方面，她说自己吃得很简单，就是米饭和蔬菜。

　　我指导她进行高蛋白低糖饮食，辅以盐酸舍曲林片25mg+ 止呕灵 100mg+ 美乐适 0.5mg+ 铁剂。

　　等到 3 月份复诊的时候，她说自己正在增加鸡蛋和肉类的摄入量。鉴于惊恐症的病情已趋于稳定，遂停止服用美乐适。

　　4 月复诊时，她的血液化验结果为 BUN 值 10.6，铁蛋白值上升到了 27。2 个月后，她的身体状况持续恢复，能乘坐电车了，所以我让她停止服用止呕灵。这时她还不敢完全停药，所以我让她继续服用盐酸舍曲林片。

　　10 月，她再次来复诊。血液化验结果为 BUN 值12.0，铁蛋白值上升到了 67。

　　自此以后，她的病情没有再次恶化，恢复得很顺利。但 2017 年 8 月，她出现了月经前期心烦意乱、头晕目眩的症状。因此，她在我的指导下开始服用维生素 C 和维生素 E。

　　2018 年 2 月，她的血液化验结果显示，BUN 值12.3、铁蛋白值 65。由于 BUN 这一指标显示蛋白质仍处于较低水平，于是我指导她开始服用蛋白粉。

　　5 个月后她来复诊时对我说，她开始服用蛋白粉后整个人变得很有活力，体力变好了，蹲下后猛地站起来也不会头晕眼花了。所以我让她将减少盐酸舍曲林片的用药量减到二分之一，隔日服用。

我的诊所 2016 年还没开始推荐患者服用蛋白粉。虽然这位女性加大了以前不怎么吃的鸡蛋和肉类的摄入量，但通过她的前期经历我们可以看出，仅凭食补难以解决她缺乏蛋白质的状况。这则病例说明，女性还是得通过蛋白粉补充蛋白质。

❋【病例】患有贫血 + 抑郁症的女性

下面介绍的这位女性年龄在 40~44 岁，从 5 年前开始坚持长寿饮食法（Macrobiotics）。在她开始这种素食生活之前就已经被诊断为患有贫血。2017 年 8 月，她的丈夫被派往国外工作，她一个人带着 3 岁的孩子。育儿以及来自父母的压力都由她一人承担，她一下子变得很焦虑，甚至会把火发在孩子身上。有时她还会突然崩溃，泪流不止。

9 月，她读了我写的书后来我的诊所就诊。她的血液检查结果为 BUN 值 16.7、HGB 值 86、铁蛋白值 6，显然极度缺铁。我开的药方是：盐酸舍曲林片 25mg+ 止呕灵 50mg+ 美乐适 0.25mg+ 铁剂。同时，我指导她进行高蛋白低糖饮食，并补充适量蛋白粉，还让她按标准剂量服用营养补充剂：诺奥牌补铁胶囊 + 维生素 B－50+ 维生素 C－1000+ 维生素 E－400（即 ATP 激增组合）。

10 月，她的病情趋于稳定，于是我决定停止给她开美乐适，让她继续服用蛋白粉，并坚持高蛋白低糖饮食。

12 月，她的血液化验结果为 BUN 值 18.0、HGB 值 127、铁蛋白值 43。由于她的症状改善明显，我决定停用止呕灵。但到了 2018 年 3 月，她虽然状态稳定，但偶尔会出现焦虑感增强的情况，于是我给她开了具有抗焦虑、抗抑郁效果的烟酸，使用量为 100mg/ 片 ×3 片。

2018 年 5 月，她的血液化验结果为 BUN 值 15.6、HGB 值 122、铁蛋白值 94，体内铁含量上升明显。1 个月后她来复诊时，心理状态已经很稳定了。我让她把盐酸舍曲林片减至隔日服用，并对她说没有问题的话就可以停止服用了。她需要继续服用的药物就只剩铁剂了。

可以说，在进行长寿饮食法或是长期吃粗粮素食的女性中，绝大多数人都处于严重的缺乏铁和蛋白质的状态。想要改善贫血，首先要补充蛋白质，其次补充铁、维生素 B6、叶酸、维生素 B12 和维生素 C，等等。这位女性读过我之前写的书，一开始就坚持服用蛋白粉 +ATP 激增组合，但还是花了近 1 年时间才完全恢复健康。如果她的治疗方案里没有蛋白质和维生素，那也许要花上几年才能改善她的症状。

❋【病例】有多动症倾向的学龄前男孩

接下来介绍的是一个 4 岁男孩的病例。他的母亲在怀孕时就被查出患有贫血，因此他的 BUN 检测值只有一位数，属于重度缺乏蛋白质的患者。2017 年 9 月起，他开始接受高蛋白低糖饮食 + 蛋白粉 + 铁剂 + 大剂量维生素疗法，结果非常成功。

这个男孩初诊时身高 100cm，体重 14.2kg。血液化验结果是铁蛋白值 64。他十分好动，学说话慢，难以交流。虽然在学钢琴，但由于躯干不稳使得他没法摆正姿势好好弹琴。当时他还在接受哮喘的治疗。

他的母亲看了我的病例集后选择使用营养补充剂为

自己的孩子补充营养。我开的处方是补铁咀嚼片 27mg/片 ×3~4 片＋氨基酸螯合铁 27mg＋维生素 B‑50＋维生素 C＋Omega‑3，并辅以高蛋白质低糖饮食。

2018 年 3 月他来复诊时，我推荐他服用蛋白粉，并给他开了赖氨酸儿童复合补铁口服液（INCREMIN），还让他摄入维生素 A‑10000IU、维生素 B‑50、烟酸 250mg、维生素 C‑2000mg、维生素 D‑5000IU、维生素 E‑400IU、Omega‑3、锌和镁。

6 月份，他的 BUN 值和铁蛋白值分别升高到 13.9 和 127。他没喝补铁口服液，也不想喝蛋白粉，而高蛋白低糖饮食他倒是坚持了下来。

经过这段时间的治疗后，他能跟人正常对话了，身体状态也趋于稳定。他妈妈最高兴的是看到他唱歌时能站稳了，还能跟其他小朋友合作，甚至邀请朋友一起玩耍。他的哮喘症状也没再复发。听说，他的钢琴老师说他突然就能老老实实坐直练琴了。

采取饮食疗法和大剂量维生素疗法的患者，只要遵医嘱保证摄取量达标，基本所有人都能在 3~6 个月里恢复健康。有很多孩子半年内 IQ 上升了 20 分。如果坚持几年，那么改善效果将会更加明显。这一疗法的重点是为神经系统发育和身体代谢提供充足的营养素。这样，无论是学习还是运动，都会变得得心应手。

● 【病例】患有学习障碍的小学男生

2017 年 9 月，一位 30 多岁的妈妈带着她患有学习障碍（Learning Disorder）的 6 岁儿子到我的诊所就诊。她读了我在 Facebook 写的文章和之前写的书，在就诊前就开始了高蛋白低糖饮食。

这个男孩身高 110cm，体重 18.4kg，是一名小学一年级的学生。他说话不流利，吐字不清，也不会读写平假名[1]，无论是语文还是数学考试基本都得 0 分。另外，他动手能力也不强，经常发呆，一不留神就会摔倒。他身体纤弱，舞蹈、运动都不太擅长。

他的血液化验结果是 BUN 值 18.7、铁蛋白值 20。我给他开的处方是：蛋白粉 10g×2+ 甘氨酸螯合铁（菲洛可）27mg/ 片 ×2~3 片 + 维生素 B–50+ 烟酸 + 维生

---

① 类似中文的拼音。——译者注

素 C+ 维生素 E。

12 月来复诊时，他的状态出现了令人惊喜的变化：他能跟朋友正常聊天了，和我的交流过程也变得比以前顺利；身体也比以前更加灵活，能快速地小步跑了；在学习时，他的精力更加集中，也更有耐心了。学习成绩方面，他的汉字考试成绩进步最明显。

这时他的血液化验结果为 BUN 值 26.7，铁蛋白值上升到 167。我把给他开的处方改成烟酸 500mg/ 片 ×2 片 + 烟酰胺 500mg/ 片 ×2 片。因为他的铁蛋白值上升明显，所以我将菲洛可的用量从 2~3 片减少到隔日服用，每次 1 片。

2018 年 4 月他来复诊时，竟然可以读写文字了，也能读一些比较厚的书了。语文和数学考试都能拿到 80~100 分，他成了一名尖子生。

运动方面，他能达到其他学生的平均水平了。即便如此，他动手能力还是不强，也不太擅长跟其他人合作。这一时期，他的血液化验结果稳定为 BUN 值 17.4、铁蛋白值 150。比起半年前他的体重增加了 3kg。

这时他依然每天服用蛋白粉 20~30g、各种维生素、卵磷脂、Omega－3 和铁剂。由于以前他吃 1g 烟酸

+1g 烟酰胺会出现恶心反胃的情况，现在改为仅服用 1g 的烟酸。

我也很惊讶他能在半年内就恢复得这么快，尤其是考试成绩名列前茅，根本看不出这是个以前老拿 0 分的孩子。但总体而言，他的这种变化跟大多数患有多动症和学习障碍的人的康复过程是一样的——很多多动症和学习障碍的患者都是在接受治疗后 2~3 个月的时间内读写能力得到显著提高，而协调性运动和运动神经的改善则需要更长的时间。

总结一下，治疗多动症和学习障碍最有效的组合是：根据体重摄入蛋白粉（≥每千克体重 ×1g），配合大剂量维生素 B、烟酸、维生素 C 和维生素 E。

● 【病例】由于直立性调节障碍而拒绝上学的初中学生

下面介绍的是一位初二男生的病例。

是不是很多人都苦于早上起床困难？很多家长更是因为孩子早上不起床而头疼。

直立性调节障碍（Orthostatic dysregulation）多发于青春期，是自主神经失衡的一种疾病。严重时可能会导致日常生活节奏被打乱，甚至导致孩子拒绝上学、闭门不出。

来到我的诊所的就是这样一个正处于青春期的初二男生。他早上起床十分困难，无论他妈妈怎么叫他都叫不起来。好不容易叫醒他，他也吃不下早饭。随着他请假不去上课的次数越来越多，妈妈带他去了家附近的医院看病，诊断结果是直立性调节障碍。

诊断后的第二年，也就是 2018 年 6 月，他妈妈读了我博客上的文章，带着他到我的诊所就诊。问诊时我得知他的妈妈怀他时曾患有贫血，并接受过铁剂的静脉注射。

这个男生不但早上起不来，猛地站起来还会头晕目眩。他的血液化验结果为 BUN 值 14.1、铁蛋白值 22。我随即推荐他采取高蛋白低糖饮食，配合蛋白粉 20g×2+ 铁剂 + 维生素 C－1000+ 诺奥牌补铁胶囊。

7 月，他坚持每天服用蛋白粉 2 次，也坚持服用铁剂和营养补充剂。9 月，他还是要靠妈妈叫才能起床，但比以前起床顺利了。他每天都去上学，再也没请过假。

但他早饭吃得很少，猛地站起来还是会头晕目眩。这时他的 BUN 值为 17.4，铁蛋白值为 69。

直立性调节障碍患者每天服用 2 次蛋白质，坚持 2~3 个月就能看到显著效果。患病的孩子大多都是不吃饭或者饭量小，没有一个孩子是"大胃王"。而且他们的妈妈怀孕时都患有贫血，导致他们也患有贫血。

之后他的铁蛋白值平稳上升，我认为如果接下来 3 个月他的铁蛋白值超过 100 的话，就能被治愈了。那些没从医院拿到铁剂的人，可以用 36mg/ 粒 ×4 诺奥牌补铁胶囊代替铁剂。由于该铁剂是 100mg/ 片的，因此 4 粒补铁胶囊的效果会比铁剂更强。

✿ 【病例】热爱运动却患上抑郁症的中年单身男性

接下来介绍的是一位年龄在 40~44 岁的男性的病例。他从东京大学毕业后成为一名公务员，一直过着单身生活，他每天都坚持跑步，还参加过马拉松比赛。然而，2016 年 1 月，他出现了抑郁症状。

因为住院治疗，他无法胜任工作只得停职。尽管他努力进行复职培训，却还是没能顺利回到工作岗位，遂继续停职。

当然，这期间他的主治医生并没有就饮食方面给出建议。

2017年3月，他感到自己一个人在东京生活太过痛苦，于是回老家休养。

这时他来到我的诊所就诊。他这样描述自己的症状："睡眠浅、头昏昏沉沉、身体疲惫、心情低落"。我在诊察时明显感到他大脑运转不灵活，反应较慢。他当时服用的药物有：帕罗西汀CR（抗抑郁药物）25mg+氯丙嗪（抗精神病药物）25mg+氟硝安定（强效安眠药）2mg+溴替唑仑（强效安眠药）0.25mg。经过血液化验，他的铁蛋白值是56。

我指导他进行高蛋白低糖饮食并补充蛋白粉，给他开具了铁剂+烟酸+维生素B-50+维生素C的组合药方。一开始烟酸用量为500mg，之后逐渐增加用量。

6月份，他的铁蛋白值上升到100，因此我让他停止服用铁剂，同时将烟酸用量逐步提高到3000mg。他每天保证吃3个鸡蛋，也摄入肉类，还在服用蛋白粉。

这一时期，他在与我交谈时变得有活力了。

他不再失眠，所以我让他停用了氯丙嗪、氯硝安定和溴替唑仑。到了 11 月，他已经完全恢复健康，还重启了已经 2 年没练的马拉松。他要回东京接受复职培训，我就给他写了精神科的介绍信。这时，除了帕罗西汀，他没再服用其他药物。

他就诊时的铁蛋白值是 56，这一数值对男性来说已经算是缺铁了。男性的铁蛋白值应高于 100。而他一直过着单身生活，出现抑郁症状之前的饮食结构以高糖食物为主。铁剂和蛋白粉帮助他提高了体内的铁和蛋白质含量，再加上以烟酸为中心的大剂量维生素疗法，他的抑郁症逐渐好转。可见，这套组合可以有效治疗抑郁症。

由于突然停用帕罗西汀容易出现戒断症状，我告诉他，如果复职之后身体没有问题就可以逐步减少剂量直至停止服用。我给他介绍了一位东京的主治医生，关于停药的时间，我让他遵照那位主治医生的判断。而大剂量维生素和饮食疗法都要靠自觉，所以我嘱咐他自己做好健康管理。

● 【病例】工作环境变动而患上抑郁症的老年单身男性

下面是一位年龄在 60~64 岁的男性的病例。他常年一个人生活，2018 年 2 月跟他一起工作的同事退休后，他突然出现失眠的状况，睡不着时总会胡思乱想些不好的事情，晚上还会胸闷心悸。食欲也下降了，体重在 2 周时间内减少了 2kg。他怀疑自己得了抑郁症，于是在 3 月份来到我的诊所就诊。

对此，我首先指导他进行高蛋白低糖饮食，并开具处方：盐酸舍曲林片 50mg+ 止呕灵 100mg+ 美乐适 1mg。

1 周后他来复诊时，BUN 值为 10.2、铁蛋白值为 43。他说自己在药物的帮助下，晚上的睡眠变好了，食欲也有所恢复。我让他在目前的基础上再补充 20g×2 次的蛋白粉和铁剂。

男性中很少有人缺铁，但一个人生活的中老年男性则是例外。比如这位男性，他每天吃的都是拉面和便利店的便当等食物，毫无营养可言。这样的饮食习惯很容易导致他们缺铁。

男性的铁蛋白值低于 50 就相当于女性的铁蛋白值低于 10，属于严重缺铁。如果常年缺乏蛋白质，即使服用铁剂，铁蛋白值也不会出现明显上升。所以需要配合进行高蛋白饮食，包括服用蛋白粉等方式。这样坚持 3~6 个月后，铁蛋白值才会升高。

5 月份，他的身体状态基本恢复到了正常水平，变得更有活力了。他似乎感受到了蛋白粉的效果，每天都坚持服用。这时，我让他停止服用美乐适。

6 月份，他完全恢复到了正常水平。他的血液检查结果是 BUN 值 13.5，铁蛋白值 46。我建议他把盐酸舍曲林片和止呕灵改为隔日服用。

8 月，我诊断他已经脱离抑郁症了，于是让他停止服用盐酸舍曲林片和止呕灵，只服用铁剂。

后记

Epilogue

　　"人要学会自主健康管理。"这是三石严先生留下的话。它指的是不依赖其他人，自己管好自己的健康，自己解决自身问题。

　　分子矫正医学的研究者安德鲁·索尔（Andrew W.Saul）博士也说道："Doctor yourself（你是自己的医生）"。他强调，健康管理不应该交给医生去做，你的主治医生就是你自己。

　　几乎所有慢性疾病的原因都是质性营养失调，所以治疗方法都遵循同一个思路，即高蛋白质低糖饮食 + 大剂量维生素 + 适量的脂肪酸 + 适量的矿物质。本书中虽然介绍了推荐摄入量，但最佳摄入量因人而异，每个人要通过自身实践不断修正。

　　对于那些不知为何感到身体不适的人而言，第 1~3 章介绍的饮食方式可以帮助你恢复健康。而那些因慢性疾病正在接受药物治疗的人则应该立即实践我在第4章介绍的大剂量维生素疗法。这样，你就能减少用药量直至停止用药了。

关于营养疗法，我认为你即使去咨询医生也可能很难得到他们的理解。在我的诊所里，有些患者来自日本其他县，来之前他们的医生告诉他们"营养疗法没有意义"，或是"我担心你这样做会摄入过量的铁"。这是因为，医学院教给学生的，都是"发达国家不存在营养失调""慢性疾病的原因尚不明确"这样的话。也就是说，医学院告诉学生的是，"没有治愈的方法，所以只能进行对症疗法"。

基于这种现状，我建议你在不延误对症治疗的前提下，尝试自己进行健康管理。疾病的预防和改善理应从重审自身营养结构做起，然后付诸行动。

参考资料

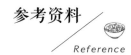

Reference

- 三石巌『健康自主管理システム1～5』(阿部出版)

- 三石巌『全業績1～27』(現代书林)

- Abram Hoffer, Andrew W.Saul:Orthomolecular Medicine for Everyone:

  Megavitamin Therapeutics for Families and Physicians.

- Helen Saul Case:Orthomolecular Nutrition for Everyone:

  Megavitamins and Your Best Health Ever.

- Abram Hoffer,Andrew W.Saul,Harold D.Foster:Niacin:

  The Real Story;Learn About the Wonderful Healing Properties of Niacin.

- Steve Hickey,Andrew W.Saul:Vitamin C:The Real Story:

  The Remarkable and Controversial Healing Factor.

- Micheal J.Gonzalez,Jorge R.Miranda-Massari,Andrew W.Saul:I Have Cancer:

  What Should I Do?:Your Orthomolecular Guide for Cancer Management.

- Andrew W.Saul:Orthomolecular Treatment of Chronic Disease:

  65 Experts on Therapeutic and Preventive Nutrition.

- Andrew W.Saul:Doctor Yourself:Natural Healing That

Works.

◎ 作者的书籍、Facebook、博客、Facebook 小组

藤川德美『うつ・パニックは「鉄」不足が原因だつた』(光文社新书)

藤川德美『分子栄養学による治療、症例集』(NextPublishing Authors Press)

作者 Facebook 主页(https://www.facebook.com/tokumi.fujikawa)

作者博客(https://ameblo.jp/kotetsutokumi/)

Facebook 大剂量维生素疗法小组(https://www.facebook.com/groups/1727173770929916/)